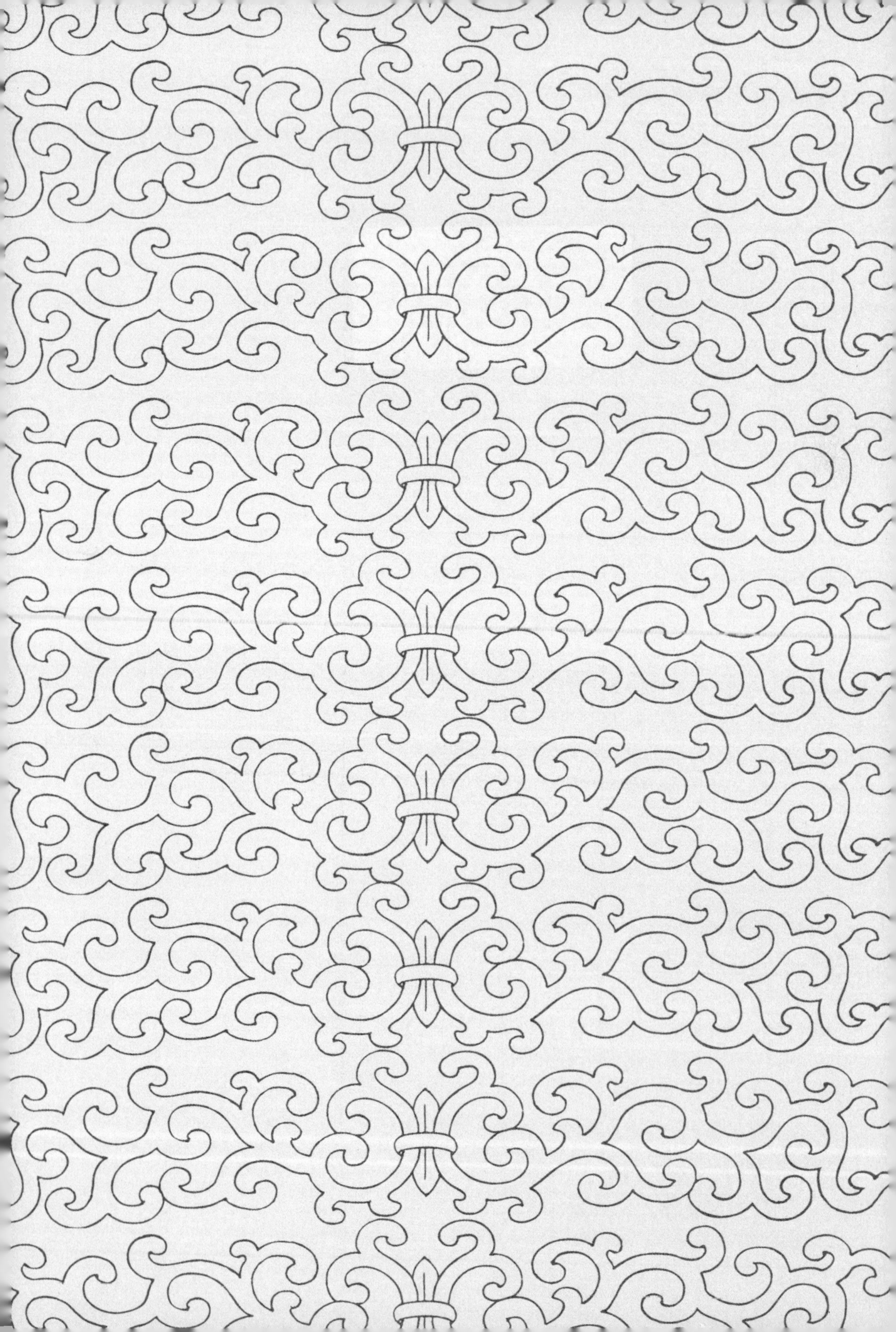

醫道傳承叢書

干祖望 名譽總主編
王心遠 總主編

第一輯 醫道門徑

時方歌括

【清】陳修園 著
黃敏 趙艷 點校

學苑出版社

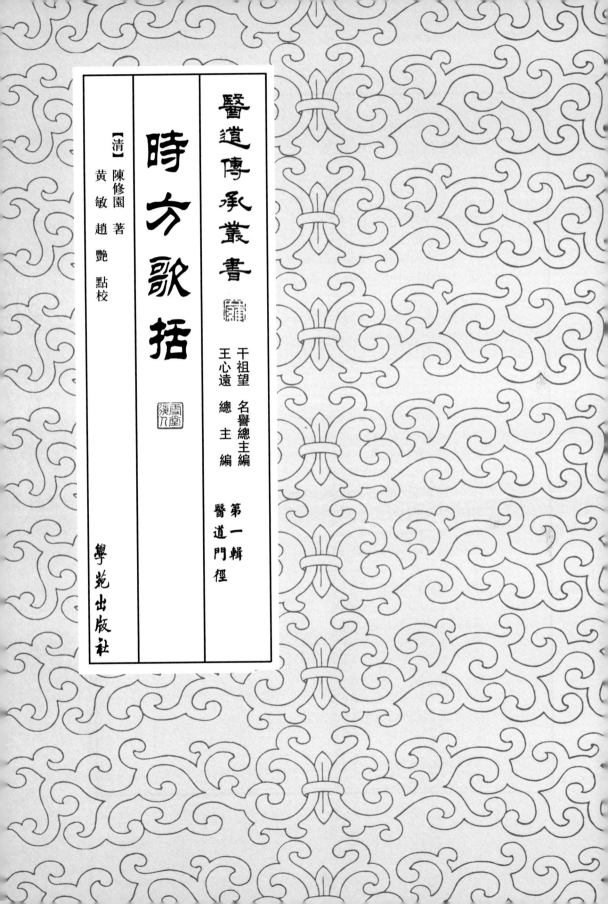

圖書在版編目（CIP）數據

時方歌括／（清）陳修園著；黃敏，趙艷點校．—北京：學苑出版社，2013.1（2019.6 重印）
ISBN 978-7-5077-4223-7

Ⅰ．①時… Ⅱ．①陳…②黃…③趙… Ⅲ．①時方－方歌－彙編－中國－清代 Ⅳ．① R289.4

中國版本圖書館 CIP 數據核字 (2013) 第 006771 號

責任編輯：付國英
出版發行：學苑出版社
社　　址：北京市豐臺區南方莊 2 號院 1 號樓
郵政編碼：100079
网　　址：www.book001.com
電子信箱：xueyuanpress@163.com
電　　話：010-67603091（總編室）、010-67601101（銷售部）
經　　銷：新華書店
印 刷 廠：北京市京宇印刷廠
开本尺寸：787×1092　1/16
印　　張：8.75
字　　數：50 千字
印　　數：8001—10500 冊
版　　次：2013 年 9 月第 1 版
印　　次：2019 年 6 月第 5 次印刷
定　　價：49.00 圓

醫道傳承叢書

《醫道傳承叢書》專家顧問委員會（按姓氏筆畫排序）

干祖望　王子瑜　王玉川　孔光一　印會河　朱良春　李今庸　李振華　李　鼎
李濟仁　何　任　余瀛鰲　金世元　周仲瑛　孟景春　胡海牙　馬繼興　郭子光
唐由之　陸廣莘　陳大啟　陳彤雲　許潤三　張士傑　張　琪　張舜華　張學文
程莘農　費開揚　賀普仁　路志正　劉士和　錢超塵　顏正華　顏德馨

《醫道傳承叢書》編輯委員會

名譽總主編　干祖望
總　主　編　王心遠
副總主編　邱　浩
編　　委　王心遠　付國英　李　雲　李順保　邱　浩　姜　燕　陳居偉
　　　　　陳　輝　趙懷舟　趙　艷

第一輯《醫道門徑》

主　　編　趙　艷
副 主 編　于華蕓　谷建軍　韓　鋒
編　　委　王宏利　莊乾竹　季旭明　黃　敏

《醫道傳承叢書》序

醫之道奚起乎？造物以正氣生人，而不能無夭劄疫癘之患，故復假諸物性之相輔相制者，以爲補救；而寄權於醫，夭可使壽，弱可使強，病可使痊，困可使起，醫實代天生人，參其功而平其憾者也。

夫醫教者，源自伏羲，流於神農，注於黃帝，行於萬世，合於無窮，本乎大道，法乎自然之理。孔安國序《書》曰：伏羲、神農、黃帝之書，謂之三墳，言大道也。前聖有作，後必有繼而述之者，則其教乃得著於世矣。惟張仲景先師，上承農、軒之理，又廣《湯液》爲《傷寒卒病論》十數卷，然後醫方大備，率皆倡明正學，以垂醫統。茲先聖後聖，若合符節。仲師，醫中之聖人也。理不本於《內經》，法未熟乎仲景，縱有偶中，亦非不易矩矱。儒者不能捨至聖之書而求道，醫者豈能外仲師之書以治療。間色亂正，靡音忘倦。醫書充棟汗牛，可以博覽之，以廣見識，知其所長，擇而從之。

醫，大道也！農皇肇起，軒岐繼作，醫聖垂範，薪火不絕。懷志悲憫，不揣鄙陋，集爲是編，百衲成文，聖賢遺訓，吾志在焉！凡人知見，終不能免，途窮思返，斬絕意識，直截皈禪，通身汗下，險矣！險矣！尚敢言哉？

《醫道傳承叢書》編委會

《醫道傳承叢書》前言

《醫道傳承叢書》是學習中醫的教程。中醫學有自身的醫學道統、醫宗心要，數千年授受不絕，有一定的學習方法和次第。初學者若無良師指點，則如盲人摸象，學海無舟。編者遵師所教，總結數代老師心傳，根據前輩提煉出的必讀書目，請教中醫文獻老前輩，選擇最佳版本，聘請專人精心校讎，依學習步驟，次第成輯。叢書以學習傳統中醫的啟蒙讀本爲開端，繼之以必學經典、各家臨證要籍，最終歸於《易經》，引導讀者進入『醫易大道』的高深境界。

叢書編校過程中，得到中醫界老前輩的全面指導。長期以來，編者通過各種方式求教於他們，師徒授受、臨證帶教、授課講座、耳提面命、電話指導。他們對本叢書的編輯、刊印給予了悉心指導，提出了寶貴的修改意見。三十餘位老先生一致認同：『成爲真正的、確有資格的中醫，一定要學好中國傳統文化！首先做人，再言學醫。應以啟蒙讀本如脈訣、藥性、湯頭爲開端，基本功要紮實；經典是根基，繼之以必學的中醫四大經典；各家臨證要籍、醫案等開拓眼界，充實、完善自己師承的醫學理論體系。趁著年輕，基礎醫書、經典醫書背熟了，終生受益！』『始終不可脫離臨床，早臨證、多臨證、勤臨證、反復臨證，不斷總結。中醫的生命力在臨床。』幾位老中醫強調：行有餘力，可深入研讀《易經》、《道德經》等。

百歲高齡的國醫大師干祖望老師談到：要成爲合格的中醫接班人，需具備『三萬』：『讀萬卷書，行萬里路，肉萬人骨。』並且諄諄告誡中醫學子：『首先必讀陳修園的《醫學三字經》。這本一定要讀！一定讀，非讀不可！對！熟記這一本，基礎紮實了，再讀《内經》、《本草》、《傷寒》，可以重點做讀書筆記。經典讀熟了，要讀「溫病」的書，我臨床上使用「溫病」的方子療效更好。』作爲《醫道傳承叢書》名譽總主編，他的理念思路代表了老一代的傳統學醫路徑。

國醫大師鄧鐵濤老先生強調了中醫的繼承就是對中華優秀傳統文化的繼承，中醫學是根植于中華文化、不同於西方現代醫學，臨床上確有療效，獨立自成體系的醫學。仁心仁術，溫故知新，繼承不離本，創新不離宗。

老先生們指出：『夫生者，天地之大德也；醫者，贊天地之生者也。』（《類經圖翼·序》）中醫生生之道的本質就是循生生之理，用生生之術，助生生之氣，達生生之境。還指出：中醫學術博大精深，是爲民造福的寶庫。學好中醫一要有悟性，二要有仁心，三要具備傳統文化的功底。只有深入中醫經典，用中醫自身理論指導臨床，才會有好的中醫療效。只有牢固立足中醫傳統，按照中醫學術自身規律發展，中醫才會有蓬勃的生命力。否則，就會名存實亡。

在此，叢書編委會全體成員向諸位老前輩表示誠摯的謝意。

本叢書在編輯、聘請顧問過程中得到北京中醫藥大學圖書館古籍室邱浩老師鼎力支持、大力協助，在此特致鳴謝！感謝書法家羅衛國先生爲本叢書題簽（先生系國學大師羅振玉曾孫，愛新覺羅·溥儀外孫，大連市文化促進會副會長，大連墨緣堂文化藝術中心負責人）。

古人廣藏書、精校書是爲了苦讀書、得真道。讀醫書的最終目的，在於領悟古人醫學神韻，將之施用於臨床，提高療效，造福蒼生。人命關天，醫書尤其要求文字準確。本套叢書選擇善本精校，豎版、繁體字排印，力求獻給讀者原典範本，圍繞臨證實踐，展示傳統中醫學教程的原貌，以求次第引導學習者迅速趣入中醫學正途。學習中醫者手此一編，必能登堂入室，一探玄奧；已通醫術的朋友，亦可置諸案頭，溫故知新，自然終生受益。限於條件，內容有待逐漸豐富，疏漏之処，歡迎大家批評指正。

學習方法和各輯簡介

良師益友，多方請益。勤求古訓，博采眾方。慎思明辨，取法乎上。學而時習，學以致用。大慈惻隱，濟世救人。（道生堂學規）。

古人學醫的基本形式爲半日侍診，半日讀書。行醫後還要堅持白天臨証，晚間讀書，終生學習。《朱子讀書法》說：『於中撮其樞要，厘爲六條：

曰循序漸進，曰熟讀精思，曰虛心涵泳，曰切己體察，曰著緊用力，曰居敬持志。……大抵觀書，先須熟讀，使其言皆若出於吾之口。繼以精思，使其意皆若出於吾之心。然後可以有得爾。』讀書先要誦讀，最好大聲地念，抑揚頓挫地念，能夠吟誦更好。做到眼到、口到、心到，和古人進入心息相通的境界，方可謂讀書入門。叢書大部分採用白文本，不帶註釋，更有利於初學者誦讀原文；特別是四大經典，初學者不宜先看註釋，以防先入爲主。書讀百遍，其義自見。在成誦甚至背熟後，文意不明，才可參看各家註釋，或請教師長。

在讀書教程方面，一般分三個學習階段，即基礎課程、經典課程、臨證各家。

第一輯：醫道門徑

本輯對應基礎課程，初學者若不從基礎入手，則難明古經奧旨。

《醫學三字經》是清代以來公認的醫學正統入門書，其內容深入淺出，純正精粹。

《瀕湖脈學》是傳統脈訣代表，脈學心法完備、扼要。

《藥性賦·藥性歌括》，其中《藥性賦》是傳統本草概說，兼取《藥性歌括》，更適於臨證應用。

《醫方集解》之外，又補充了《長沙方歌括》、《金匱方歌括》、《時方歌括》，歌訣便於背誦記憶。經方法度森嚴，劑量及煎服法都很重要！包含了經方劑量、煎服法的歌括，初學者要注意掌握。

第二輯：醫道準繩

本輯對應經典課程。《黄帝内經》（包括《素問》、《靈樞》）、《神農本草經》、《傷寒論》、《金匱要略》、《難經》，爲中醫必學經典，乃醫道之根本、萬古不易之準繩。

醫道淵深，玄遠難明，故本輯特編附翼：《太素》《甲乙經》《難經集注》《脈經》等，詳爲校注，供進一步研習中醫四大經典之用。

第三輯：醫道圓機

本輯首選清代葉、薛、吳、王溫病四大家著作，以爲圓機活法之代表，尤切當今實用。歷代各家著作，日後將擇期陸續刊印。明末清初大醫尊經崇原，遂有清代溫病學説興起。各家學説、臨證各科均爲經典的靈活運用，在學習了經典之後，才能融會貫通，悟出圓機活法。

第四輯：醫道溯源

本輯對應醫道根源、醫家修身課程。

《易經》乃中華文化之淵藪，『醫易相通，理無二致，可以醫而不知易乎？』（《類經附翼》）

《黄帝内經》夙尚『恬淡虛無，真氣從之；精神内守，病安從來』之旨；《道德經》一本『道法自然』、『清靜爲天下正』之宗，宗旨一貫，爲學醫者修身之書。

《漢書·五行志》：『《易》曰：「天垂象，見吉凶，聖人象之；河出圖，雒出書，聖人則之。」劉歆以爲虙羲氏繼天而王，受《河圖》，則而畫之，八卦是也；禹治洪水，賜《雒書》，法而陳之，《洪範》是也。』《尚書·洪範》爲『五行』理論之源頭。

隋代蕭吉《五行大義》集隋以前『五行』理論之大成，是研究『五行』理論必讀之書。

繁體字的意義

傳承醫道的中醫原典，採用繁體字則接近古貌，故更爲準確。

以《黃帝内經·靈樞·九針十二原》爲例：

繁體字版：『知機之道者，不可掛以髮；不知機道，叩之不發。』

簡體字版：『知机之道者，不可挂以发；不知机道，叩之不发。』

《靈樞經》在這裏談到用針守機之重要。邪正之氣各有盛衰之時，其來不可迎，其往不可及。宜補宜瀉，須靜守空中之微，待其良機。當刺之時，如發弩機之速，不可差之毫髮，於邪正往來之際而補瀉之；稍差毫髮則其機頓失。粗工不知機道，敲經按穴，發針失時，補瀉失宜，則血氣盡傷而邪氣不除。簡體字把『髮』、『發』統寫爲『发』字，給理解經文造成了障礙。

繁體字版：『方刺之時，必在懸陽，及與兩衛，神屬勿去，知病存亾。』

簡體字版：『方刺之时，必在悬阳，及与两卫，神属勿去，知病存亡。』

『衛』，《甲乙經·卷五第四》《太素·卷二十一》均作『衡』。『陽』『衡』『亾』皆在段玉裁《六書音韻表》古韻第十部陽韻；作『衛』則於韻不協。『衡』作『眉毛』解，《靈樞·论勇第五十》曰：『勇士者，目深以固，長衡直揚。』『兩衡』即『两眉』，經文的意思是：『准備針刺之時，一定要仔細觀察患者的鼻子與眉毛附近的神彩；全神貫注不離開，由此可以知道疾病的傳變、愈否。』於醫理爲通；『衡』又作『眉上』解，《戰國策·中山策》鮑彪注：『衡，眉上。』『兩衡』指『兩眉之上』，於醫理亦通。作『兩衡』則於上下文句醫理難明。故『衡』乃『衡』形近鈔誤之字，若刊印爲簡化字『卫』，則難以知曉其當初爲『衡』形近致誤。

《醫道傳承叢書》編委會　壬辰正月

點校説明

《時方歌括》是清代名醫陳念祖所著，陳念祖，號慎修，字修園，福建省長樂縣江田溪循村人，生於乾隆十八年，卒于道光三年。陳修園自幼一邊攻讀儒經，一邊學醫，曾拜泉州名醫蔡茗莊爲師學醫。乾隆五十七年中舉，曾任直隸省廣平府的威縣知縣，後再任正定府的靈壽縣知縣，並曾代理過正定府知府。在任上曾自選有效方劑救治水災後罹患疫病的百姓。嘉慶二十四年以病告歸，在長樂嵩山井山草堂講學，培養醫學生，一時學醫弟子極多。陳修園一生著作頗豐，多爲開蒙普及讀物，有《傷寒論淺注》《傷寒醫訣串解》《傷寒真方歌括》《長沙方歌括》《金匱要略淺注》《金匱方歌括》《靈素節要淺注》《醫學實在易》《醫學三字經》《神農本草經讀》《醫學從衆録》

《十藥神書注解》《時方妙用》《時方歌括》《景岳新方砭》《女科要旨》等。

陳修園雖以崇尚經方聞名於世，但對時方亦不忽視。嘉慶辛酉歲，河北一帶大水，陳修園『奉檄勘災恒山，出其方，試而輒效』，嗣後他將寶貴經驗刊成《時方歌括》。《時方歌括》共二卷，收錄了唐宋以後的中醫常用方劑一百零八首，採用以法統方，承前啟後，別具一格，分爲『補可扶弱、重可鎮怯、輕可去實、宣可決壅、通可行滯、泄可去閉、滑可去著、澀可固脫、濕可潤燥、燥可去濕、寒能勝熱、熱可制寒』十二劑，以便查閱。所載時方歌訣不僅敘方精闢，釋方準確，而且辭藻流暢，文字韻味較強。間引李中梓、柯韻伯等醫家諸論，選方切於實用，對後學者理解各個不同歷史時期的醫家用藥風格和原方主治證的本意及精神實質有所幫助。但書中對某些方證的分析及醫家學術思想的評述確有有失公允之處，讀者閱讀時當加以注意。

該書現存清光緒十三年遂寧務本堂刻本、清光緒十八年圖書集成印書局鉛印本、清光緒二十一年宏道堂刻本等二十餘種清刊本。本次整理以清嘉慶本衙藏版爲底本，以清光緒十八年圖書集成印書局鉛印本爲主校本，並參考其他注釋本進行點校標點，以利讀者學習。

點校者　二〇一〇年四月

目錄

時方歌括小引

經方尚矣！唐宋以後始有通行之時方，約其法於十劑，所謂宣、通、補、泄、輕、重、滑、澀、燥、濕是也。昔賢加入寒、熱，共成十有二劑。雖曰平淺，而亦本之經方。輕可散實，仿於麻黄、葛根諸湯；宣可決壅，仿於梔豉、瓜蒂二方；通可行滯，仿於五苓、十棗之屬；瀉可去閉，仿於陷胸、承氣、抵當之屬；膽導、蜜煎，滑可去著之劑也；赤石脂、桃花湯，澀可固脱之劑也；附子湯、理中丸，補可扶弱之劑也；禹餘糧、代赭石，重可鎮怯之劑也；黄連阿膠湯，濕可潤燥之劑也；麻黄連翹赤小豆湯，燥可去濕之劑也；白虎、黄連、瀉心等湯，寒可勝熱之劑也；白通、四逆諸湯，熱可制寒之劑也。余向者匯集經方而韻注之，名爲《真方歌括》，限於貲而未梓；繕本雖多，而刀圭家每秘而弗傳，大爲恨事。辛酉歲，到直供職，適夏間大雨，奉檄勘災，以勞構疾，脈脫而厥，諸醫無一得病情者，迨夜半，陽氣稍回，神識稍清，自定方劑而愈。時溫瘧流行，因余之病而知誤於藥者堪憫焉！蓋醫者，生人之術也；一有所誤，即爲殺人。余濫竽人後，諸多有志而未逮，而可以行其不忍人之心，不必待諸異時者，醫之爲道也。向著《真方歌括》，非《內經》即仲景，恐人重視而畏遠之。每值公餘，檢閱時方，不下三千首。除雜沓膚淺之外，擇其切當精純，人所共知者，不可多得，僅一百八首而韻之，分爲十二劑，以便查閱。又采集羅東逸、柯韻伯諸論及余二十年讀書臨證獨得之妙，一一詳於歌後，顏曰《時方歌括》。爲中人以上立法，徐可引以語上之道也。至於張景岳《新方八陣》彙藥治病，不足言方。緣一時盛行，余友林雨蒼俯以從時，韻既成帙，共商註解，業經梓行，亦不遽棄，別其名曰《俗方歌括》。此三種者淺深高下，明者自知之。

嘉慶辛酉孟秋修園陳念祖題於保陽差次

凡例

——是書前曾託名葉天士，今特收回。

——是書論症治法悉遵古訓，絕無臆說浮談。以時法列於前，仲師法列於後，由淺入深之意也。

——坊刻《萬病回春》《嵩厓尊生》《古今醫統》《東醫寶鑒》等書，所列病症，不可謂不詳；而臨證查對，絕少符合；即有合處，亦不應驗，蓋以逐末而忘其本也。試觀《內經》《難經》《傷寒論》《金匱要略》，每症只寥寥數語，何所不包，可知立言貴得其要也。此書如怔忡、頭痛、歷節諸症，非遺之也；怔忡求之虛癆，頭痛有邪求之傷寒，無邪求之眩暈。虛癆、歷節，尋其屬風、屬濕、屬虛而治之，所以寓活法也。學醫始基，在於入門。入門正則始終皆正，入門錯則始終皆錯。此書闡明聖法，爲入門之准，不在詳備，若得其秘訣，未嘗不詳備也。有症見於此，而治詳於彼者；有論此症，而彼症合而並論者；有論彼症，絕未明言此症，而即爲此症之金針者。實無他訣，唯其熟而已。熟則生巧，自有左右逢源之妙。

論中所列諸方，第三卷、第四卷俱載弗遺。唯《傷寒論》《金匱要略》方，非熟讀原文，不能領會。此書偶有闕而未載者，欲人於原文中尋其妙義，闕之即所以引之也。閱者鑒余之苦心焉！

——方後附論，或采前言，或錄一得，視諸書較見簡括，閱者自知。

時方歌括卷上

閩　吳航陳念祖修園甫　著
男　元豹道彪古愚
　　元犀道照靈石　同校字

補可扶弱

四君子湯　治面色痿白，言語輕微，四肢無力，脈來虚弱者。若内熱或飲食難化作酸，乃屬虚火，須加干薑。

六君子湯　治脾胃虚弱，痞滿痰多。

香砂六君子湯　治氣虚腫滿，痰飲結聚，脾胃不和，變生諸症者。

五味異功散　健脾進食，爲病後調補之良方。

苓朮參甘四味同，人參、茯苓、白朮各二錢，炙甘草一錢，加薑棗同煎，名四君子湯。方名君子取謙沖，增來陳夏痰涎滌，前方加陳皮一錢順氣，半夏二錢除痰，名六君子湯。再入香砂痞滿通，六君子湯加木香、砂仁各八分，以行氣消脹，名爲香砂六君子湯。水穀精微陰以化，飲食增則津液旺，充血生津，以復其真陰之不足。陽和布護氣斯充，食入於陰，氣長於陽，晝夜循環，周於内外。若删半夏六君内，錢氏書中有異功。六君子湯内去半夏，名五味異功散。

陳修園曰：胃氣爲生人之本，參朮苓草從容和緩，補中宫土氣，達於上下四旁，而五藏六府皆以受氣，故一切虚證皆以此方爲主。若加陳皮，則有行滯進食之效；再加半夏，即有除痰寬脹之功；再加木香、砂仁，則行氣之藥多於補守，凡腫滿痰飲結聚等證無不速除，此猶人所易知也。而爲數方之主，則功在人參。人皆曰：人參補氣補陽，温藥藉之以盡其力量。而余則曰：人參補陰養液，燥藥得之，則臻於和平，故理中湯中薑朮二味，氣勝於味以扶陽，參草二味，味勝於氣以和陰。此湯以干薑易茯苓，去其辛而取其淡，亦陰陽兼調之和劑也。凡醫家病家俱重人參，全未識人參之性，皆不讀《神農本草經》之過也。今錄《本草經》原文而釋之，或數百年之誤，於茲而一正也乎！

按：《神農本草經》云：人參氣味甘、微寒、無毒；主補五藏，安魂魄，止驚悸，除邪氣；明目，開心，益智，久服輕身延年。原文只此三十七字。其提綱云：主補五藏，以五藏屬陰也。精神不安，魂魄不定，驚悸不止，目不明，心智不足，皆陰虛爲亢陽所擾也。今五藏得甘寒之助，則有安之、定之、止之、明之、開之、益之之效矣！曰邪氣者，非指外邪而言，乃陰虛而壯火食氣。火氣即邪氣也。今五藏得寒甘之助，則邪氣除矣。余細按經文無一字言及溫補回陽之性。仲景於汗吐下陰傷之症，用之以救津液；而一切回陽方中絕不加此。陰柔之品反緩薑附之功。故四逆湯、通脈四逆湯爲回陽第一方，皆不用人參。而四逆加人參湯，以其利止亡血而加之也。茯苓四逆湯用之者，以其煩躁在汗下之後也。今人輒云：以人參回陽，此說倡自宋元以後，而大盛於薛立齋、張景岳、李士材輩；而李時珍《本草綱目》浮泛雜沓，愈亂經旨，學者必於此等書焚去，方可與言醫道。

仲景一百一十三方中，用人參者衹有一十八方：新加湯、小柴胡湯、柴胡桂枝湯、桂枝人參湯、半夏瀉心湯、四逆加人參湯、茯苓四逆湯、生薑瀉心湯、黄連湯、旋覆代赭石湯、干薑黄連黄芩人參湯、厚朴生薑半夏人參湯、白虎加人參湯、竹葉石膏湯、炙甘草湯，皆因汗吐下之後，亡其津液，取其甘寒以救陰也；抑或辛剛劑中，取其養陰以配陽，即理中湯、吳萸湯、附子湯三方之法也。

香砂六君子湯論

柯韻伯曰：經云：壯者氣行則愈，怯者著而爲病。蓋人在氣交之中，因氣而生，而生氣總以胃氣爲本。食入於陰，長氣於陽，晝夜循環，周於內外，一息不運，便有積聚，或脹滿不食，或生痰留飲。因而肌肉消瘦，喘咳嘔噦，諸症蜂起，而神機化絶矣。四君子，氣分之總方也。人參致沖和之氣，白朮培中宫，茯苓清治節，甘草調五藏，諸氣既治，病從何來？然撥亂反正，又不能無爲而治，必舉夫行氣之品以輔之，則補品不至泥而不行。故加陳皮以利肺金之逆氣，半夏以疏脾土之濕氣，而痰飲可除也；加木香以行三焦之滯氣，砂仁以通脾腎之元氣，而膹鬱可開也。四君得四輔而補力倍宣，四輔有四君而元氣大振，相須而益彰者乎！

補中益氣湯 治陰虚内熱，頭痛口渴，表熱自汗，不任風寒，脈洪大，心煩不安，四肢睏倦，懶於言語，無氣以動，動則氣高而喘。

補中參草朮歸陳，芪得升柴用更神，黄芪蜜炙錢半，人參、甘草、炙白朮各一錢，陳皮、歸身各五分，升麻、柴胡各三分，加薑棗煎。勞倦内傷功獨擅，陽虚外感亦堪珍。

柯韻伯曰：仲景有建中、理中二法。風木内干於中氣，用建中湯；寒水内凌於中氣，用理中湯。至若勞倦形氣衰少，陰虚而生内熱，陰者，太陰也。表症頗同外感，唯東垣知其爲勞倦傷脾，穀氣不盛，陽氣下陷於陰中而發熱，故制補中之劑，得發表之品，而中自安，益氣之劑賴清氣之品而氣益倍，此用藥相須之妙也。是方也，用以補脾，使地道卑而上行，亦可以補心肺，損其肺者益其氣，損其心者調其榮衛也。亦可以補肝，木鬱則達之也。唯不宜於腎，陰虚於下者，不宜升；陽虚於下者，更不宜升也。

當歸補血湯　血虚心熱有奇方，古有當歸補血湯，五倍黄芪歸一分，分，去聲。黄芪一兩，當歸二錢五分，水煎服。真陰濡布主之陽。

陳修園曰：凡輕清之藥，皆屬氣分；味甘之藥，皆能補中。黄芪質輕而味微甘，故能補益。《神農本草經》以爲主治大風，可知其性矣。此方主以當歸之益血，倍用黄芪之輕清走表者爲導，俾血虚發熱鬱於皮毛而不解者，仍從微汗泄之。故症象白虎，不再劑而熱即如失也。元人未讀《本經》，此方因善悟暗合，其效無比。究之天之仁愛斯民，特出此方，而假手於元人，非元人識力所可到也。吴鶴臯以陽生陰長爲解，亦是庸見，故特詳之。

保元湯 治氣血虚弱之總方也。小兒驚、痘家虚甚最宜。

補養諸湯首保元，參芪桂草四般存，黄芪三錢，人參二錢，甘草一錢，肉桂春夏三分，秋冬六七分，水煎服。大人虚損兒痘科，二氣持綱腎氣爲先天真元之氣，胃氣爲後天水穀之氣。語不煩。

柯韻伯曰：保元者，保守其元氣之謂也。氣一而已，主腎爲先天真元之氣，主胃爲後天水穀之氣者，此指發生而言也。又水穀之精氣，行於經隧爲營氣；水穀之悍氣，行於脈外爲衛氣；大氣之積於胸中，而司呼吸者爲宗氣；是分後天運用之元氣而爲三也。又外應皮毛，協營衛而主一身之表者，爲太陽膀胱之氣；内通五藏，司治節而主一身之裏者，爲太陰肺金之氣；通行内外，應腠理而主一身之半表半裏者，爲少陽三焦之氣，是以先天運行之元氣而爲三也。此方用黄芪和表，人參固裏，甘草和中，三氣治，而元氣足矣。昔李東垣以此三味能瀉火、補金、培土，爲除煩熱之聖藥，鎮小兒驚，效如桴鼓。魏桂巖得之，以治痘家陽虚，頂陷血虚漿清，皮薄發癢，難灌難斂者，始終用之，以爲血脱須補氣，陽生則陰長，有起死回生之功，故名之爲保元也。又少佐肉桂，分四時之氣而增損之，謂桂能治血以推動其毒，扶陽益氣以充達週身。血在內，引之出表，則氣從內托；血外散，引之歸根，則氣從外護。參、芪非桂引導，不能獨樹其功；桂不得甘草和平血氣，亦不能緒其條理，要非淺見寡聞者，能窺其萬一也。四君中，不用白朮，避其燥；不用茯苓，恐其滲也。用桂而不用四物者，惡芎之辛散，歸之濕潤，芍之苦寒，地黃之泥滯故耳。如宜燥則加苓朮，宜潤加歸，除煩加芍，散表加芎，斯又當理會矣。

獨參湯 治元氣虛而不支，脈微欲絕及婦人血崩，產後血暈。

功建三才得令名，參者，叅也。其功與天、地、人並立爲三，故名參。脈微血脫可回生，人參煎取稠黏汁，專任方知氣力宏。柯韻伯云：世之用參者，或以些少姑試之，或加他味以監製之，其權不重、力不專，人何賴以生？

陳修園曰：陰虛不能維陽，致陽氣欲脫者，用此方救陰以留其陽。若陽氣暴脫，四肢厥冷，宜用四逆湯輩；若用此湯，反速其危。故古人多用於大汗、大下之後，及吐血、血崩、產後血暈諸症。今人以人參大補陽氣，皆惑於元人邪說及李時珍《綱目》等書。不知人參生於上黨山谷、遼東、幽冀諸州，背陽向陰，其味甘中帶苦，其質柔潤多液，置於日中，一曬便變色而易蛀，其爲陰藥無疑，讀《神農本草經》者自知。

四物湯 治一切血症血熱，血燥諸症。

八珍湯 氣血雙補。

四物歸地芍川芎，血症諸方括此中，當歸酒洗、熟地各三錢，白芍二錢，川芎一錢半。若與四君諸品合，參朮苓草。雙療氣血八珍崇。四君補氣，四物補血。

陳修園曰：四物湯皆純滯之品，不能治血之源頭；即八珍湯氣血雙補，亦板實不靈。必善得加減之法者，方效。

十全大補湯 氣血雙補、十補不一瀉法。

人參養榮湯 治脾肺俱虚，發熱惡寒，肢體瘦倦，食少作瀉等症。若氣血兩虚，變見諸症，勿論其病，勿論其脈，但用此湯，諸症悉退。

桂芪加入八珍煎，大補功宏號十全，八珍加黃芪肉桂名十全大補湯。再益志陳五味子，去芎辛竄養榮專。十全大補湯去川芎加陳皮、五味子、遠志，名人參養榮湯。方用白芍一錢五分，人參、白朮、陳皮、炙芪、茯苓、當歸、桂心、炙草各一錢，熟地七分半，遠志五分、五味子十四粒，薑、棗水煎。

陳修園曰：十全大補湯爲氣血雙補之劑。柯韻伯病其補氣而不用行氣之品，則氣虚之甚者，無氣以受其補；補血而仍用行血之藥於其間，則血虚之甚者，更無血以流行，正非過貶語。而人參養榮湯之妙，從仲景小建中湯、黄芪建中湯套出。何以知之？以其用生芍藥爲君知之也。芍藥苦平破滯。本瀉藥，非補藥也。若與甘草同用，則爲滋陰之品；若與生薑、大棗、肉桂同用，則爲和榮衛之品；若與附子、干薑同用，則能急收陽氣，歸根於陰，又爲補腎之品；雖非補藥，昔賢往往取爲補藥之主，其旨微矣。此方以芍藥爲君，建中湯諸品俱在，惡飴糖之過甜動嘔，故以熟地、當歸、白朮、人參諸種甘潤之品代飴糖，以補至陰。然飴糖製造，主以麥蘖，麥爲心穀，心者化血而奉生身也。故又代以遠志之入心。麥造爲蘖，能疏達而暢氣也。故又代以陳皮之行氣。建中湯中，原有胸滿去棗加茯苓之例，故用茯苓。細思其用意，無非從建中套來，故氣血兩虛，變見諸症者，皆可服也。其以養榮名湯奈何？心主榮而苦緩，必得五味子之酸以收之，使營行於脈中，而流於四藏，非若十全、八珍之泛泛無歸也。按《神農本經》云：芍藥氣味平、苦、無毒，主治邪氣腹痛，除血痹，破堅積、寒熱，止痛，利小便，益氣。原文只此二十九字，後人妄改聖經，而曰微酸，是沒其苦泄攻堅之性，而加以酸斂和陰之名，而芍藥之真面目掩矣！不知古人用法，或取其苦以泄甘，或取其苦以制辛，或取其攻利以行補藥之滯，皆善用芍藥以爲補，非以芍藥之補而用之也。但芍藥之性，略同大黄，凡泄瀉必務去之，此聖法也。《本經》不明，宋元以後，無不誤認爲酸斂之藥，不得不急正之。

天王補心丹　主治心血不足、神志不寧、津液枯竭、健忘怔忡、大便不利、口舌生瘡等症。

天王遺下補心丹，爲憫山僧講課難，歸地二冬酸柏遠，三參苓桔味爲丸。

《道藏》偈云：昔志公和尚日夜講經，鄧天王憫其勞，賜以此方。酸棗仁、當歸各一兩，生地黄四兩，柏子仁、麥門冬、天門冬各一兩，遠志五錢，五味子一兩，白茯苓、人參、丹參、元參、桔梗各五錢，煉蜜丸。每兩分作十丸，金箔爲衣。每服一丸，燈心棗湯化下。食遠臨卧服。或作小丸亦可，各書略異。

陳修園曰：小篆，心字篆文祗是一倒火耳。火不欲炎上，故以生地黄補水，使水上交於心；以元參、丹參、二冬瀉火，使火下交於腎；又佐參、茯以和心氣，當歸以生心血，二仁以安心神，遠志以宣其滯，五味以收其散，更假桔梗之浮爲嚮導，心得所養，而何有健忘、怔忡、津液干枯、舌瘡、秘結之苦哉！

六味地黃丸　主治腎精不足，虛火上炎，腰膝痿軟，骨節酸痛，足跟痛，小便淋秘或不禁，遺精夢泄，水泛爲痰，自汗盜汗，失血消渴，頭目眩運，耳聾齒搖，尺脈虛火者。

桂附地黃丸　治命門火衰，不能生土，以致脾胃虛寒，飲食少思，大便不實或下元衰憊，臍腹疼痛，夜多漩尿等症。

六味滋陰益腎肝，茱薯丹澤地苓丸，山茱肉、薯蕷又名山藥各四兩，丹皮、澤瀉、白茯苓各三兩，熟地黃八兩，煉蜜丸，每服三錢，淡鹽湯送下。再加桂附挾真火，前方加肉桂一兩，附子一大枚炮，名八味地黃丸。原名腎氣丸。此丸於水中補火。八味功同九轉丹。柯韻伯曰：水體本靜，而川流不息者，氣之動，火之用也。命門有火，則腎有生氣，故不名溫腎，而名腎氣也。

陳修園曰：六味丸補腎水，八味丸補腎氣，而其妙則在於利水。凡腎中之真水不足，真火衰微者，其尿必多。二方非補腎正藥，不可因薛立齋之臆說而信之。近效白朮附子湯，極佳。其湯列於熱劑，宜細玩之。腎氣丸，《金匱要略》凡五見：一見於第五篇，云：治腳氣上入小腹不仁；再見於第六篇，云：治虛勞腰痛，小便不利；三見於第十二篇，云：夫氣短有微飲，當從小便去之，腎氣丸主之；四見於第十三篇，云：治男子消渴，小便反多，飲一斗，小便亦一斗；五見於第二十二篇，云：治婦人轉胞不得尿，但利小便則愈。觀此五條，皆瀉少腹、膀胱之疾爲多，不可以通治火衰之證。且此方《金匱》不入於五水之門。今人謂治水通用之劑，更爲奇怪。

還少丹 治脾腎俱虛，飯食無味，面少精采，腰膝無力，夢遺或少年陽痿等症。

楊氏傳來還少丹，茱蕷苓地杜牛餐，蓯蓉楮實茴巴枸，遠志菖蒲味棗丸。

山茱肉、山藥、茯苓、熟地黃、杜仲、牛膝、肉蓯蓉、楮實子、小茴香、巴戟天去骨、枸杞、遠志去骨、石菖蒲、五味子各二兩，紅棗一百枚薑煮，去皮核，煉蜜丸如梧子大，每服三錢，淡鹽湯下，一日兩服。此丸功同八味丸，火未大虛者，更覺相宜。

陳修園曰：此交通心腎之方也。薑、附、椒、桂，熱藥也。熱藥如夏日可畏。此方諸品，固腎補脾，溫熱也。溫藥如冬日可愛，故時醫每奉爲枕秘。然真火大衰者斷非此方可以幸效，且柔緩之品反有減食增嘔致泄之虞也。

龜鹿二仙膠　大補精髓，益氣養神。

人有三奇精氣神，求之任督守吾真，二仙膠取龜和鹿，枸杞人參共四珍。

鹿角血者十斤，龜板十斤，枸杞二十兩，人參十五兩，用鉛壇如法熬膏。初服酒化，一錢五分，漸加至三錢，空心服下。

李士材曰：人有三奇，精、氣、神，生生之本也。精傷無以生氣；氣傷無以生神。精不足者，補之以味。鹿得天地之陽氣最全，善通督脈，足於精者，故能多淫而壽；龜得天地之陰氣最厚，善通任脈，足於氣者，故能伏息而壽。二物氣血之屬，又得造化之微，異類有情，竹破竹補之法也。人參清食氣之壯火，所以補氣中之怯；枸杞滋不足之真陰，所以清神中之火。是方也，一陰一陽，無偏勝之憂；入氣入血，有和平之美。由是精生而氣旺，氣旺而神昌，庶幾龜壽之年矣，故曰二仙。

聖愈湯 治一切失血，或血虛煩渴燥熱，睡臥不寧，五心煩熱作渴等症。

即四物湯加人參、黄芪。

柯韻伯曰：此方取參芪配四物，以治陰虛血脫等症。蓋陰陽互爲其根，陰虛則陽無所附，所以煩熱燥渴，而陽亦亡；氣血相爲表裏，血脫則氣無所歸，所以睡臥不寧，而氣亦脫。然陰虛無驟補之法，計在存陽；血脫有生血之機，必先補氣。此陽生陰長、血隨氣行之理也。故曰：陰虛則無氣，無氣則死矣。前輩治陰虛，用八珍、十全，卒不獲救者，因甘草之甘，不達下焦；白朮之燥，不利腎陰；茯苓滲泄，礙乎生升；肉桂辛熱，動其虛火。此六味皆醇厚、和平而滋潤，服之則氣血疏通，內外調和，合於聖度矣。

陳修園曰：此方爲一切失血之良藥，及血後煩熱，睡臥不寧，五心煩熱作渴，可以兼治。其止血，妙在川芎一味；其退熱，妙在黃芪一味；其熟睡止渴，妙在人參一味。柯韻伯以參芪爲氣分陽藥，取配四物等語，亦未免爲俗說所囿也。經云：中焦受氣取汁，變化而赤是謂血。血之流行，半隨沖任而行於經絡，半散於脈外而充於肌腠皮毛。凡一切失血之症，其血不能中行於經絡，外散於肌腠皮毛，故從竅道湧出不止。妙得川芎之溫行，又有當歸以濡之，俾血仍行於經絡；得川芎之辛散，又有黃芪以鼓之，俾血仍散於肌腠皮毛；源流俱清，而血焉有不止者乎！至於血後燥熱，得黃芪以微汗之，則表氣和而熱退，即當歸補血湯意也。睡臥不寧，血後陰虛所致。五藏屬陰，唯人參能兼補之；五藏之陰長，則五心之煩自除；煩熱既除，則津液自生，燥渴自已，諸症可以漸退矣。自宋元以後，無一人能讀《本草經》，此方疑有神助，非制方人識力所到也。柯韻伯卓卓不凡，但未讀《本草經》，未免闕憾。

五藏有血，六府無血，觀剖諸獸腹，心下、夾脊、包絡中多血，肝內多血，心脾肺腎中各有血，六府無血，近時以吐血多者爲吐胃血，皆耳食昔醫之誤。凡五藏血，吐出一絲即死。若吐血、衄血、下血及婦人血崩，皆是行於經絡與散於肌腠之血。溢於上爲吐衄，滲於下爲崩下也。

十味地黄丸　治上熱下寒，服涼藥更甚等症。

即桂附地黄丸倍用桂附加芍藥元參各四兩。

陳修園曰：此孫真人《千金翼方》也。芍藥能斂木中之大氣，以歸其根；元參能啟水中之精氣，以交於上。故加此二味於八味丸中，一以速附子之下行，一以防肉桂之上僭。凡口舌等瘡，面紅目赤，齒牙浮動，服涼藥而更甚者，此爲秘法。

正元丹　治命門火衰不能生土，吐利厥冷，有時陰火上沖則頭面赤熱，眩暈惡心，濁氣逆滿則胸脅刺痛，臍肚脹急。

即四君子湯加山藥、黄芪。人參三兩，用川附子一兩五錢，煮汁收入，去附子；黄芪一兩五錢，用川芎一兩，酒煮收入，去川芎；山藥一兩，用干薑三錢，煎汁收入，去干薑；白朮二兩，用陳皮五錢，煮汁收入，去陳皮；茯苓二兩，用肉桂六錢，酒煮收入，去肉桂；甘草一兩五錢，用烏藥一兩，煮汁收入，去烏藥。上六味，除茯苓用文武火緩緩焙干，勿炒傷藥性，爲末。每服三錢，水一盞、薑三片、紅棗一枚，煎數沸，入鹽一捻，和滓調服。服後飲酒一杯以助藥力。按：煉蜜爲丸，每服三錢，更妙。

陳修園曰：此方出虞天益《製藥秘旨》，頗有意義。張石頑《醫通》之註解亦精。石頑云：方本《千金方》一十三味，卻取附子等辛燥之性，逐味分制四君、芪、薯之中，其力雖稍遜原方一籌，然雄烈之味，既去真滓，無形生化有形，允爲溫補少火之馴劑，而無食氣之虞。真《千金》之功臣也。

歸脾丸 治思慮傷脾，不能攝血，致血妄行；或健忘怔忡，驚悸盜汗，嗜臥少食；或大便不調，心脾疼痛，瘧痢鬱結；或因病用藥失宜，克伐傷脾，以致變症者，最宜之。

歸脾湯內朮芪神，白朮、黃芪、炙茯神各二錢。參志香甘與棗仁，人參、酸棗仁炒、研各二錢，遠志、木香各五分，甘草炙一錢。

龍眼當歸十味外，龍眼肉五枚，當歸二錢。若加熟地失其真。本方只十味，薛氏加山梔、丹皮各一錢，名加味歸脾丸，治脾虛發熱頗效。

近醫加熟地黄，則支離甚矣。

陳修園曰：此方匯集補藥，雖無深義，然亦純而不雜。浙江、江蘇市醫加入熟地黄一味，名爲黑歸脾湯，則不通極矣。《内經》『陰陽』二字，所包甚廣，而第就藏府而言。言陽盛陽衰者，指陽明而言；言陰盛陰衰者，指太陰而言。太陰者，脾也。《神農本經》補陰與補中二字互用。蓋以陰者，中之守也。陰虚即是中虚，中虚即是陰虚。後人錯認其旨，謂參、芪、白术爲氣藥，補陽；歸、地、芍藥爲血藥，補陰；謂薑、桂、附子爲熱藥，補陽；謂知、柏、生地爲寒藥，補陰。滿腔都是李士材、薛立齋、張景岳之庸論，則終身爲誤人之庸醫矣。今即以此方言之，方中諸品，甘溫補脾，即是補陰之劑，而命方不爲『補』而爲『歸』者，歸還其固有也。妙在遠志入心，以治其源。即《内經痿論》所謂心主身之血脈，《生成篇》所謂諸血者皆屬於心之旨也。木香入脾，以治其流，《本草經》名爲五香。五爲土數，香又入脾，藉其盛氣以嘘血歸脾之義也。方雖平鈍，頗得《金匱要略》調以甘藥，令飲食增進，漸能充血生精，以復其陰之不足。若加入熟地黄，則甘緩劑中雜以壅滯之品，恐緩者過緩，壅者增壅，脾氣日困，不能輸精入腎，欲補腎反以戕腎矣。又有逍遥散加入熟地黄，名爲黑逍遥散，更爲無知妄作。吾知數年後，必將以四君湯、六君子湯、生脈散等方加入此味，名爲黑四君子、黑六君子、黑生脈散矣。堪發一嘆！

大補陰丸 降陰火、補腎水。

大補陰丸絶妙方，向盲問道詆他涼，地黄知柏滋兼降，龜板沉潛制亢陽。

黄柏、知母各四兩，俱用鹽酒炒，熟地黄酒潤、龜板酥炙黄各六兩，爲末。用豬脊髓蒸熟，和煉蜜爲丸，桐子大。每服五六十丸，空心，薑湯、鹽湯、黄酒隨意送下。

陳修園曰：知柏寒能除熱，苦能降火。苦者必燥，故用豬脊髓以潤之，熟地以滋之。此治陰虛發熱之恒法也。然除熱只用涼藥，猶非探源之治，方中以龜板爲主，是介以潛陽法。丹溪此方較六味地黄丸之力更優。李士材、薛立齋、張景岳輩以苦寒而置之，猶未參透造化陰陽之妙也。

虎潛丸　治痿神方。即前方加味。黄柏、知母、熟地各三兩，龜板四兩，白芍、當歸、牛膝各二兩，虎脛骨、鎖陽、陳皮各一兩五錢，干薑五錢，酒煮羯羊肉爲丸，如桐子大。每服五六十丸，薑湯、鹽湯或黄酒送下。

加味虎潛丸　治諸虛不足，腰腿疼痛，行步無力。壯元氣，滋腎水。

即前方再加味。

照虎潛丸方再加人參、黄芪、杜仲、菟絲子、茯苓、破故紙、山藥、枸杞，去羊肉、干薑，以豬脊髓蒸熟，同煉蜜爲丸，如桐子大，服法照前。

陳修園曰：觀此二方，可知苦寒之功用神妙，非薛立齋、張景岳輩所可管窺。喻嘉言《寓意草》謂苦寒培生氣，誠見道之言也。

全鹿丸　能補諸虛百損、五勞七傷，功效不能盡述。人制一料服之，可以延年一紀。其法須四人共制一鹿，分而服之，逾年又共制之，四人共制四年，則每人得一全鹿；若一人獨制一料，恐久留變壞，藥力不全矣。

法用中鹿一隻，宰好，將肚雜洗淨，同鹿肉加酒煮熟。將肉横切，焙干爲末，取皮同雜仍入原湯煮膏，和藥末、肉末，加煉蜜爲丸，其骨須酥炙爲末，同入之。

人參、白朮、茯苓、炙草、當歸、川芎、生地、熟地、黄芪、天冬、麥冬、枸杞、杜仲、牛膝、山藥、芡實、菟絲子、五味子、鎖陽、肉蓯蓉、破故紙、巴戟肉、胡蘆巴、川續斷、覆盆子、楮實子、秋石、陳皮各一斤，川椒、小茴香、沈香、青鹽各半斤，法須精製諸藥爲末，候鹿膠成就，和搗爲丸，梧桐子大。焙干，用生絹作小袋五十條，每袋約盛一斤，懸直透風處。用盡一袋，又取一袋。陰溫天須用火烘一二次爲妙。每服八九十丸，空心臨臥薑湯、鹽湯送下，冬月酒下。

陳修園曰：此方冠冕堂皇，富貴人家無不喜好。修園不韻不注，明者自知。然亦有不得不言者，肥厚痰多之人，内蘊濕熱，若服此丸即犯膏粱無厭發癰疽之戒也。唯清瘦過於勞苦及自奉淡薄之人，或高年瘦弱，用此早晚兩服，以代點心，不無補益耳。

重可鎮怯

磁砂丸　治神水寬大漸散，昏如霧露中行，漸睹空中有黑花，睹物成二體及內障神水淡綠色、淡白色。又治耳鳴及耳聾。柯韻伯云：治聾、癲、狂、癇如神。

磁砂丸最媾陰陽，神曲能俾穀氣昌，磁石二兩，朱砂一兩，神曲三兩生，更以一兩水和作餅，煮浮，入前藥，煉蜜爲丸。內障黑花聾並治，若醫癲癇有奇長。

王又原曰：經曰：五藏六府之精，皆上注於目。則目之能視者，氣也；目之所以能視者，精也。腎唯藏精，故神水發於腎；心爲離照，故神光發於心。光發陽而外映。有陰精以爲守，則不散而常明；水發陰而凝結，有陽氣以爲布，則洞悉而不窮。唯心腎有虧，致神水干涸，神光短少，昏眊內障諸症所由作也。《千金》以磁石直入腎經，收散失之神，性能引鐵，吸肺金之氣歸藏腎水。朱砂體陽而性陰，能納浮游之火而安神明。水能鑒，火能燭，水火相濟，而光華不四射歟？然目受藏府之精，精俾於穀，神曲能消化五穀，則精易成矣。蓋神水散火，緩則不收，賴鎮墜之品，疾收而吸引之，故爲急救之劑也。其治耳鳴耳聾等證，亦以鎮墜之功能，制虛陽之上奔耳。

柯韻伯曰：此丸治癲癇之聖劑，蓋狂癡是心腎脾三藏之病。心藏神，脾藏意與智，腎藏精與志。心者，神明之主也。經云：主不明則十有二官危，使道閉塞而不通，形乃大傷，即此之謂也。然主何以不明也？心法離而屬火，真水藏其中；若天一之真水不足，地二之虛火妄行，所謂天氣者蔽塞，地氣者冒明，日月不明，邪害空竅，故目多妄見，而作此奇疾也。非金石之重劑以鎮之，狂必不止。朱砂稟南方之赤色，入通於心，能降無根之火，而安神明；磁石稟北方之黑色，入通於腎，吸肺金之氣以生精，墜炎上之火以定志。二石體重而主降，性寒而滋陰，志同道合，奏功可立俟矣。神曲推陳出新，上交心神，下達腎志，以生意智；且食入於陰，長氣於陽，奪其食則已，此《內經》治狂法也。食消則意智明而精神治，是用神曲之旨乎？煉蜜和丸，又甘以緩之矣。

蘇子降氣湯 治痰嗽氣喘。

降氣湯中蘇半歸，橘前沈朴草薑依，風寒咳嗽痰涎喘，暴病無妨任指揮。

蘇子、橘皮、半夏、當歸、前胡、厚朴各一錢，沈香、炙甘草各五分，加薑煎。一方無沈香，加肉桂。蘇子、前胡、橘皮、半夏降氣，氣行則痰行也。風寒鬱於皮毛，則肺氣逆而爲喘，數藥妙能解表。氣以血爲家，喘則流蕩而忘返，故用當歸以補血；喘則氣急，故用甘草以緩其急。然出氣者肺也，納氣者腎也，故用沈香之納氣入腎或肉桂之引火歸元爲引導。

陳修園曰：仲景云：喘家作桂枝湯，加厚朴、杏子佳。蘇子降氣湯即從此湯套出，時醫皆謂切於時用，然有若似聖人，唯曾子以爲不可耳。

朱砂安神丸　治心神昏亂，驚悸怔忡，寤寐不安。

安神丸劑亦尋常，歸草朱連生地黃，朱砂另研，黃連各半兩，生地黃三錢，當歸、甘草各二錢，爲末，酒炮，蒸餅，丸如麻子，朱砂爲衣，每服三十丸，臨臥時津液下。昏亂怔忡時不寐，操存孟子云：操則存。須令守其鄉。

陳修園曰：東垣之方，多雜亂無紀。唯此方用朱砂之重以鎮怯，黃連之苦以清熱，當歸之辛以噓血。更取甘草之甘以製黃連之太過，地黃之潤以助當歸所不及，方意頗純，亦堪節取。

四磨湯　治七情感傷，上氣喘急，妨悶不食。

四磨湯治七情侵，參領檳烏及黑沈，人參、天台烏藥、檳榔、黑沈香四味等分，各磨濃水，取十分，煎三五沸，空心服。或下養正丹，妙。磨汁微煎調逆氣，虛中實症此方尋。

王又原曰：七情所感皆能爲病，然愈於壯者之行，而成於弱者之著。

愚者不察，一遇上氣喘急，滿悶不食，謂是實者宜瀉，輒投破耗等藥，得藥非不暫快，初投之而應，投之久而不應矣！夫呼出爲陽，吸入爲陰，肺陽氣旺，則清肅下行，歸於腎陰。是氣有所收攝，不復散而上逆。若正氣既衰，邪氣必盛，縱欲削堅破滯，邪氣必不伏。方用人參瀉壯火以扶正氣，沈香納之於腎，而後以檳榔、烏藥從而導之，所謂實必顧虛，瀉必先補也。四品氣味俱厚，磨則取其味之全，煎則取其氣之達，氣味齊到，效如桴鼓矣！其下養正丹者，暖腎藥也。本方補肺氣，養正丹溫腎氣，鎮攝歸根，喘急遄已矣。

黑錫丹 治脾元久冷，上實下虛，胸中痰飲，或上攻頭目及奔豚上氣，兩脅膨脹，並陰陽氣不升降，五種水氣，腳氣上攻；或卒暴中風，痰潮上膈等症。

鎮納浮陽黑錫丹，硫黄入錫結成團，胡蘆故紙茴沈木，桂附金鈴肉蔻丸。黑錫、硫黄各三兩，同炒結砂，研至無聲爲度，胡蘆巴、沈香、熟附子、肉桂各半兩，茴香、破故紙、肉豆蔻、金鈴子去核、木香各一兩研末，酒煮麵餬爲丸，梧子大，陰干，以布袋擦令光瑩，每服四十丸，薑湯下。

陳修園曰：此方一派辛溫之中，雜以金鈴子之苦寒爲導，妙不可言。

喻嘉言曰：凡遇陰火逆沖，真陽暴脱，氣喘痰鳴之急證，捨此丹別無方法。即痘疹各種壞症，服之無不回生。予每用小囊佩帶隨身，恐遇急症不及取藥，且欲吾身元氣溫養其藥，藉手效靈，厥功歷歷可紀。

徐靈胎曰：鎮納元氣，爲治喘必備之藥，當蓄在平時，非一時所能驟合也。既備此丹，如靈砂丹、養正丹之類，可不再備。

全真一氣湯 滋陰降火之神方。

即生脈散方見寒劑加熟地五七錢或一兩，白朮三錢，牛膝、附子各二錢，水煎服。

陳修園曰：此《馮氏錦囊》得意之方，無症不用，俱云神效。其實大言欺人，修園不信也。方以熟地滋腎水之干，麥冬、五味潤肺金之燥，人參、白朮補中宫土氣，俾上能散津於肺，下能輸精於腎。附子性溫以補火，牛膝引火氣下行，不爲食氣之壯火，而爲生氣之少火。從桂附地黄丸套來，與景岳鎮陰煎同意。然駁雜淺陋，不可以治大病。唯痘科之逆症相宜，以諸藥皆多液之品，添漿最速也。

二加龍骨湯　治虚勞不足，男子失精，女子夢交，吐血，下利清穀，浮熱汗出，夜不成寐等症。

即桂枝加龍骨牡蠣湯，方見《真方歌括虚勞門。》去桂枝，加白薇一錢五分、附子一錢，白芍、生薑各二錢，炙甘草一錢五分，紅棗三枚，龍骨三錢，生牡蠣四錢，白薇一錢五分，附子一錢，水煎服。

陳修園曰：此方探造化陰陽之妙，用之得法，效如桴鼓。庸醫疑生薑之過散，龍骨、牡蠣之過斂，置而不用，以致歸脾湯、人參養榮湯等後來居上，詢可浩嘆！宣聖云：民可使由之，不可使知之。此方所以然之妙，修園亦不說也。予友林雨蒼有《神農本草經三注》，采集予之註解頗多。逐味查對後，再讀此方，便覺有味。

輕可去實 即發汗解肌之法也

九味羌活湯

一名沖和湯，四時感冒發散之通劑。

沖和湯內用防風，羌活辛蒼草與芎，汗本於陰芩地妙，三陽解表一方通。

羌活、防風、蒼朮各錢半，白芷、川芎、黄芩、生地、甘草各二錢，細辛五分，加生薑、葱白煎。

陳修園曰：羌活散太陽之寒，爲撥亂反正之藥，能除頭痛項強及一身盡痛無汗者，以此爲主，防風驅太陽之風，能除頭痛項強、惡風自汗者，以此爲主。又恐風寒不解，傳入他經，以白芷斷陽明之路，黄芩斷少陽之路，蒼朮斷太陰之路，多汗者易白朮。川芎斷厥陰之路，細辛斷少陰之路，又以甘草協和諸藥，使和衷共濟也。佐以生地者，汗化於液，補陰即托邪之法也。

人參敗毒散　治傷寒、瘟疫、風濕、風眩、拘踡、風痰頭痛、目眩、四肢痛、憎寒壯熱、項強、睛疼，老人小兒皆可服。

人參敗毒草苓芎，羌獨柴前枳桔同，瘟疫傷寒噤口痢，托邪扶正有奇功。

人參、茯苓、枳殼、桔梗、柴胡、前胡、羌活、獨活、川芎各一錢，甘草五分，加生薑煎。煩熱、口干，加黄芩。

汪訒庵曰：羌活理太陽游風，獨活理少陰伏風，兼能去濕除痛；川芎、柴胡，和血升清；枳殼、前胡，行痰降氣。甘、桔、參、茯，清肺強胃，主之以人參者，扶正氣以匡邪也，加陳倉米三錢，名倉廩湯，治噤口痢。

香蘇飲 治四時感冒，發表輕劑。

香蘇飲內草陳皮，紫蘇葉二錢，香附、炒陳皮各一錢五分，炙草一錢，加薑、葱，水煎服，微覆取汗。汗顧陰陽用頗奇，紫蘇，血中氣藥；香附，氣中血藥；甘草兼調氣血；陳皮宣邪氣之鬱，從皮毛而散。視時方頗高一格。艽芥芎防蔓子入，再加秦艽、荆芥、川芎、蔓荆子各一錢，《醫學心悟》名加味香蘇飲。解肌活套亦須知。

陳修園曰：仲景麻、桂諸湯，從無他方可代。後人易以九味羌活湯、人參敗毒散及此湯，看似平穩，其實辛烈失法。服之得汗，有二慮：一慮辛散過汗，重爲亡陽，輕則爲汗漏也；一慮辛散逼汗，動藏氣而爲鼻衄，傷津液而爲熱不退、渴不止也。服之不得汗，亦有二慮：一慮辛散煽動内火助邪氣入裏而爲狂熱不得寐；一慮辛散拔動腎根，致邪氣入陰而爲脈細但欲寐也。若用仲景之法，則無是慮。

升麻葛根湯　治陽明表熱下利，兼治痘疹初發。

錢氏升麻葛根湯，芍藥甘草合成方，升麻三錢，葛根、芍藥各二錢，炙草一錢。陽明發熱兼頭痛，及目痛、鼻干不得臥等症。下利生斑疹痘良。

新訂症同太陽，而目痛、鼻干、不眠，稱陽明者，是陽明自病，而非太陽轉屬也。此方仿仲景葛根湯，惡薑、桂之辛熱，大棗之甘壅而去之，以升麻代麻黃，便是陽明表劑，與太陽表劑迥別。葛根甘涼，生津去實，挾升麻可以托散本經自病之肌熱，並可以升提與太陽合病之自利也。然陽明下利，即是胃實譫語之兆，故以芍藥之苦甘，合用以養津液，津液不干，則胃不實矣。至於疹痘，自裏達表，內外皆熱之症，初起亦須涼解。

小續命湯　六經中風之通劑。

小續命湯千金桂附芎，麻黃參芍杏防風，黃芩防己兼甘草，風中諸經以此通。通治六經中風，喎斜不遂，語言謇澀，及剛柔二痙，亦治厥陰風濕。防風一錢二分，桂枝、麻黄、人參、酒芍、杏仁、川芎、防己、甘草各八分，附子四分，薑、棗煎服。

陳修園曰：天地之噫氣爲風，和風則生長萬物，疾風則摧折成物。風之傷人者，皆帶嚴寒肅殺之氣，故此方爲桂、芍、薑、草，即《傷寒論》之桂枝湯；麻、杏、甘草即《傷寒論》之麻黄湯；二方合用，立法周到。然風動則火升，故用黄芩以降火；風勝則液傷，故用人參以生液；血行風自滅，故用芎、芍以行血。防風驅週身之風，爲撥亂反正之要藥；附子補腎命之根，爲勝邪固本之靈丹；防己紋如車輻，有升轉循環之用，以通大經小絡。藥品雖多，而絲絲入扣，孫真人詢仲景下之一人也。

地黄飲子 治舌瘖不能言，足廢不能行，此謂少陰氣厥不至，急當溫之，名曰痱症。

地黄飲子少陰方，桂附蓉苓並地黄，麥味遠蒲萸戟斛，薄荷加入煮須詳。

肉桂、附子、肉蓯蓉、白茯苓、熟地黄、麥冬、五味子、遠志、菖蒲、山茱萸、巴戟天、石斛各五分，薄荷葉七片，水一杯二分煎八分，溫服。

陳修園曰：命火爲水中之火，昔人名爲龍火，其火一升，故舌强不語，以腎脈榮於舌本也；火一升而不返，故猝倒不省人事，以丹田之氣欲化作冷風而去也，方用桂、附、蓯蓉、巴戟以導之。龍升則水從之，故痰涎如湧，以痰之本則爲水也，方用熟地、茯苓、山藥、石斛以安之。火並於心，則神識昏迷，方用遠志、菖蒲以開之。風動則火發，方用麥冬、五味子以清斂之。腎主通身之骨，腎病則骨不勝任，故足廢不能行，方用十二味以補之。然諸藥皆質重性沉，以鎮逆上之火，而火由風發，風則無形而行疾，故用輕清之薄荷爲引導。又微煎數沸，不令諸藥盡出重濁之味，俾輕清走於陽分以散風，重濁走於陰分以鎮逆。劉河間制方之妙，汪訒庵輩從未悟及，無怪時醫之憒憒也。

資壽解語湯 治中風脾緩，舌強不語，半身不遂，與地黃飲子同意。但彼重在腎，此重在脾。

資壽特名解語湯，專需竹瀝佐些薑，羌防桂附羚羊角，酸棗麻甘十味詳。羌活五分，防風、附子、羚羊角、酸棗仁、天麻各一錢，肉桂八分，甘草炙五分，水二杯，煎八分，入竹瀝五錢、生薑汁二錢，調服。喻嘉言治腎氣不縈於舌本，加枸杞、首烏、天冬、菊花、石蒲、元參。

陳修園曰：此與前方相彷，但表藥較多，外症重者相宜。方中羚羊角一味甚妙。

藿香正氣散 治外受四時不正之氣，內停飲食，頭痛發熱或霍亂吐瀉，或作瘧疾。

藿香正氣芷陳蘇，甘桔陳苓朮朴俱，夏曲腹皮加薑棗，感傷外感內傷嵐障俱能驅。藿香、白芷、大腹皮、紫蘇、茯苓各三兩，陳皮、白朮、厚朴、半夏曲、桔梗各二兩，甘草一兩。每服五錢，加薑、棗煎。

陳修園曰：四時不正之氣，由口鼻而入，與邪傷經絡者不同。故不用大汗以解表，只用芳香利氣之品，俾其從口鼻入者，仍從口鼻出也。蘇、芷、陳、腹、朴、梗皆以氣勝，韓昌黎所謂氣勝則大小畢浮，作醫等於作文也。茯、半、朮、草皆甘平之品，培其中氣，孟子所謂正己而物正，醫道通於治道也。若邪傷經絡，宜審六經用方，不可以此混用殺人。

按：夏月吐瀉，多是伏陰在內，理中湯爲的方。時醫因此湯有治霍亂吐瀉之例，竟以爲夏月吐瀉通劑，實可痛恨。嘉慶丁巳歲，醫生鄭培齋患此症，自服藿香正氣散不效，延孝廉陳倬爲商之，再進一服，少頃，元氣脫散，大喘大汗而死。是向以誤人者，今以自誤。設使地下有知，當亦悔不讀書之過也。

香薷飲

三物香薷豆朴先，香薷辛溫，香散能入脾肺，發越陽氣，以散蒸熱；厚朴除濕散滿，扁豆清暑和脾，名三物香薷飲。若云熱盛益黃連，名黃連香薷飲，《活人》治中暑熱盛，口渴心煩。草苓五物前方加茯苓、甘草，名香薷五物飲。還十物，瓜橘參芪白朮全。前方加木瓜、橘皮、人參、黄芪、白朮，名十味香薷飲。

葉仲堅曰：飲與湯稍有别，服有定數者名湯，時時不拘者名飲。飲因渴而設，用之於溫暑，則最宜者也。然胃惡燥，脾惡濕，多飲傷脾，反致下利。治之之法：心下有水氣者，發汗；腹中有水氣者，利小便。然與其有水患而治之，曷若先選其能汗能利者用之。香薷芳草辛溫，能發越陽氣，有徹上徹下之功，故治暑者君之，以解表利小便。佐厚朴以除濕，扁豆以和中，合而用之爲飲，飲入於胃，熱去而濕不留，内外之暑悉除矣。若心煩口渴者，去扁豆，加黄連，名黄連香薷飲。加茯苓、甘草名五物。加木瓜、參、芪、橘、朮名十味。隨症加減，盡香薷之用也。然勞倦内傷，必用清暑益氣，内熱大渴，必用人參、白虎；若用香薷，是重虚其表，而反濟其内熱矣。香薷乃夏月解表之藥，如冬月之麻黄，氣虚者尤不可服。今人不知暑傷元氣，概用以代茶，是開門揖盜也。

五積散　治感冒寒邪，頭疼身痛，項背拘急，惡寒嘔吐，肚腹疼痛及寒濕客於經絡，腰腳骨髓酸痛及痘瘡寒勝等症。去麻黃酒煮，治痢後鶴膝風甚效。

局方五積散神奇，歸芎參芎用更奇，桔芷夏苓薑桂草，麻蒼枳朴與陳皮。

當歸、麻黃、蒼朮、陳皮各一錢，厚朴、干薑、芍藥、枳殼各八分，半夏、白芷各七分，桔梗、炙草、茯苓、肉桂、人參各五分，川芎四分，水二鍾，薑三片，蔥白三莖，煎八分，溫服。

陳修園曰：表裏俱寒，外而頭項強痛，內而肚腹亦痛，較桂枝證更重者，服此湯。

小柴胡去參加青皮湯　治瘧病初起。

即小柴胡湯方見《真方歌括上卷少陽編》，去人參，加青皮二錢。

陳修園曰：瘧症初起，忌用人參，時醫之伎倆也。然相沿既久，亦姑聽之。

第初起無汗者，宜加麻黄二錢；多汗者，宜加白芍、桂枝各二錢；寒多者，宜加桂枝、干薑各二錢；熱多者，宜加貝母、知母各二錢；口渴者，去半夏加栝樓根二錢五分。

小柴胡加常山湯　凡瘧症三發之後皆可服。天明時一服，瘧未發前一時一服，神效。

即柴胡湯加常山三錢，生用不炒。如服後欲吐者，即以手指探吐，痰吐盡則愈。

陳修園曰：常山一味，時醫謂爲堵截之品，誤信李士材、薛立齋之説，不敢用之，而不知是從陰透陽，逐邪外出之妙品，仲景用其苗名蜀漆，後世用其根，實先民之矩矱，即云湧吐，而正取其吐去積痰，則瘧止。

宣可決壅

以君召臣曰宣。宣者，湧吐之劑也。又鬱而不散爲壅，必宣而散之。如生薑、橘皮之屬也。又納藥鼻中以取嚏亦是。

稀涎湯　治風痰不下，喉中如牽鋸，或中濕腫滿。

通關散　稀涎皂半草礬班，皂角一個，大半夏十四粒，炙甘草一錢，白礬二錢，爲末。每服一錢用生薑少許，沖溫水灌之，得吐痰涎即醒，此奪門之兵也。風初中時，宜用之。直中痰潮此斬關，更有通關辛皂末，細辛、皂角爲末，吹鼻中，名通關散。吹來得嚏保生還。卒中者用此吹鼻，有嚏者可治，無嚏者爲肺氣已絕。

陳修園曰：頑痰上塞咽喉，危在頃刻，當以此攻之。然痰爲有形也，痰厥宜湧吐以出其痰；氣無形也，氣厥宜取嚏以宣其氣。二者皆所以開其閉也。若脫症，昏倒不省人事，亦用此法以開之，是速其死也。慎之！

越鞠丸 治藏府一切痰、食、氣、血諸鬱，爲痛、爲嘔、爲脹、爲利者。

六鬱宜施越鞠丸，芎蒼曲附並梔餐，食停氣血濕痰火，得此調和頃刻安。

吳鶴皋曰：香附開氣鬱，撫芎調血鬱，蒼朮燥濕鬱，梔子清火鬱，神曲消食鬱，各等分，麥芽煎湯泛丸。又濕鬱加茯苓、白芷；火鬱加青黛；痰鬱加星、夏、瓜蔞、海石；血鬱加桃仁、紅花；氣鬱加木香、檳榔；食鬱加麥芽、山楂；挾寒加吳茱萸。

季楚重曰：經云：太陰不收，肺氣焦滿。又云：諸氣膹鬱，皆屬於肺。然肺氣之布，必由胃氣之輸；胃氣之運，必本三焦之化。甚至爲痛、爲嘔、爲脹、爲利，莫非胃氣不宣、三焦失職所致。方中君以香附快氣，調肺之怫鬱；臣以蒼朮開發，強胃而資生；神曲佐化水穀；梔子清鬱導火，於以達肺騰胃而清三焦；尤妙撫芎之辛，直入肝膽以助妙用，則少陽之生氣上朝而營衛和，太陰之收氣下肅而精氣化。此丹溪因五鬱之法而變通者也。然五鬱中，金木爲尤甚。前人用逍遥散調肝之鬱兼清火滋陰；瀉白散清肺之鬱兼潤燥降逆；要以木鬱上沖即爲火，金鬱斂澀即爲燥也。如陰虚不知滋水，氣虚不知化液，是又不善用越鞠矣。

陳修園曰：諸病起於鬱者難醫。時醫第以鬱金統治之，是徇名之誤也。此藥《本經》不載，《唐本》有之。《唐本》云：氣味苦寒無毒，主血積，下氣生肌，止血，破惡血，血淋，尿血，金瘡。原文只此二十四字，大抵破血下氣及外敷之品，無一字言及解鬱，録此以爲誤用者戒。

逍遥散 治肝家血虚火旺，頭痛目眩煩赤，口苦倦怠煩渴，抑鬱不樂，兩脅作痛，寒熱，小腹重墜，婦人經水不調，脈弦大而虚。

逍遥散用芍當歸，朮草柴苓愼勿違，柴胡、當歸、白芍、白朮、茯苓各一錢，甘草炙五分，加煨薑、薄荷煎。散鬱除蒸功最捷，《醫貫》：方中柴胡、薄荷二味最妙。蓋木喜風搖，寒即摧萎，溫即發生，木鬱則火鬱，火鬱則土鬱，土鬱則金鬱，金鬱則水鬱，五行相因，自然之理也。余以一方治木鬱而諸鬱皆解，逍遙散是也。丹梔加入有元機。加丹皮、梔子，名八味逍遙散，治肝傷血少經枯。

趙羽皇曰：此治肝鬱之病。而肝之所以鬱者，其說有二：一爲土虛，不能升木也；一爲血少，不能養肝也。蓋肝爲木氣，全賴土以滋培，水以灌溉。若中土虛，則木不升而鬱；陰血少，則肝不滋而枯。方用白朮、茯苓者，助土德以升木也；當歸、芍藥者，益榮血以養肝也。薄荷解熱，甘草和平，獨柴胡一味，一以爲厥陰之報使，一以升發諸陽。經云：木鬱則達之。遂其曲直之性，故名之曰逍遥。

通可行滯

火氣鬱滯，宜從小便利之，通爲輕，泄爲重也。

導赤散

治心熱口糜舌瘡，小便黃赤，莖中痛熱，急不通。

導赤原來地與通，草梢竹葉四般攻，口糜莖痛兼淋瀝，瀉火功歸補水中。

等分煎。生地涼心血，竹葉清心氣，木通瀉心火而入小腸，草梢達腎而止痛。

季楚重曰：瀉心湯用黃連，所以治實邪；實邪責木之有餘，瀉子以清母也。導赤散用地黃，所以治虛邪；虛邪責水之不足，壯水以制火也。

五淋散

治膀胱有熱，水道不通，淋澀不出，或尿如豆汁，或成砂石，或爲膏汁，或熱怫便血。

五淋散用草梔仁，歸芍茯苓亦共珍，

赤茯苓三錢，芍藥、山梔仁各二錢，當歸、細甘草各一錢四分，加燈心，水煎服。氣化原由陰以育，調行水道妙通神。

柯韻伯曰：經云：膀胱者，州都之官，津液藏焉。又申其旨曰：氣化則能出。何也？蓋膀胱有上口而無下口，能納而不出。唯氣爲水母，必太陽之氣化，而膀胱之尿始出，是水道固借無形之氣化，不專責有形之州都矣。夫五藏之水火，皆生於氣，氣平則爲少火，少火生氣，而氣即爲水，水精四布，下輸膀胱，源清則潔矣。氣有餘則爲壯火，壯火食氣，則化源無借，爲癃閉、淋澀、膏淋、豆汁、砂石、膿血，而水道爲之不利矣。總由化源之不清，非決瀆之失職，若以八正、河車、禹功、浚川等劑治之，五藏之陰虛，太陽之氣化絕矣。故急用梔、苓治心肺，以通上焦之氣，而五志火清；歸、芍滋肝腎，以安下焦之氣，而五藏陰復；甘草調中焦之氣，而陰陽分清，則太陽之氣自化，而膀胱之水潔矣。此治本之計，法之盡善者也。

通關丸　又名滋腎丸。治下焦濕熱，小便點滴不通，以致脹悶欲死。

尿癃不渴下焦疏，病在下焦故不渴，宜清下焦之熱，疏通水道。知柏同行肉桂扶，黃柏、知母俱酒炒，各二兩，肉桂二錢，煉蜜丸如桐子大，每服五十丸，空心白湯下，名通關丸。丸號通關能利水，又名滋腎補陰虛。原方爲肺痿聲嘶、喉痹咳血、煩躁而設，東垣借用以治癃閉喘脹。

陳修園曰：尿竅一名氣門，以尿由氣化而出也。氣者，陽也，陽得陰則化。若熱結下焦，上無口渴之症，以此丸清下焦之熱，則小便如湧矣。此症若口渴，宜《濟生》腎氣丸、《金匱》瞿麥丸主之。然又有巧法焉，譬之滴水之器，閉其上竅，則下竅不通，去其上竅之閉，則水自流矣。用補中益氣丸或吐法甚妙。又於利水藥中，入麻黃之猛，能通陽氣於至陰之地；配杏仁之降，俾肺氣下達州都，此從高原以導之，其應如響。虛人以人參、麻黄各一兩，水煎服亦妙。夏月以蘇葉、防風、杏仁各三錢，水煎溫服，覆取微汗亦妙。

六一散 一名天水散。治夏時中暑，熱傷元氣，内外俱熱，無氣以動，煩渴欲飲，腸胃枯涸者。又能催生下乳，積聚水蓄，裏急後重，暴注下迫者，宜之。加朱砂三錢，名益元散。

六一散中滑石甘，熱邪表裏可兼探，滑石六兩、甘草一兩爲末，燈心湯下，亦有用新汲水下者。益元散再入朱砂研，加朱砂三錢，名益元散。瀉北元機在補南。

柯韻伯曰：元氣虚而不支者死，邪氣盛而無制者亦死。今熱傷元氣，無氣以動，斯時用參芪以補氣，則邪愈甚；用芩連以清熱，則氣更傷。唯善攻熱者不使喪人元氣，善補虚者不使助人邪氣，必得氣味純粹之品以主之。滑石禀土沖和之氣，能上清水源，下通水道，蕩滌六府之邪熱，從小便而泄矣。甘草稟草中沖和之性，調和內外，止渴生津用以爲佐，保元氣而瀉虛火，則五藏自和矣。然心爲五藏主，暑熱擾中，神明不安，必得朱砂以鎮之，則神氣可以遽復；涼水以滋之，則邪熱可以急除；此補心之陽，寒亦通行也。至於熱利初起，裏急後重者宜之，以滑可去著也。催生下乳，積聚蓄水等症，同乎此義，故兼治之。是方也，益氣而不助邪，逐邪而不傷氣，不負益元之名矣。宜與白虎、生脈三方鼎足可也。

泄可去閉

邪盛則閉塞不通，必以泄劑，從大便逐之。

備急丸　治寒氣冷食稽留胃中，心腹滿痛，大便不通者。

薑豆大黄備急丸，干薑、大黄各二兩，巴豆一兩，去皮研如脂，和蜜丸如豆大，密藏勿泄氣，候用。每服三四丸，暖水或酒下。專攻閉痛及停寒，兼療中惡人昏倒，陰結垂危得此安。

柯韻伯曰：大便不通，當分陽結陰結。陽結有承氣、更衣之劑；陰結又製備急、白散之方。《金匱》用此治中惡，當知寒邪卒中者宜之，若用於溫暑熱邪，速其死矣。是方允爲陰結者立，干薑散中焦寒邪，巴豆逐腸胃冷積，大黄通地道，又能解巴豆毒，是有制之師也。然白散治寒結在胸，故用桔梗佐巴豆，用吐下兩解法。此則治寒結腸胃，故用大黄佐干薑、巴豆，以直攻其寒。世徒知有溫補之法，而不知有溫下之法，所以但講虚寒，而不議及寒實也。

三一承氣湯 即大承氣湯方見《真方歌括上卷陽明篇》加甘草二錢。

陳修園曰：仲景三承氣湯盡美盡善，無可加減。劉河間於此方加甘草一味，便逾仲景矩矱，然意在調胃，於外科雜症等頗亦相宜，視陶節庵六一順氣湯更高一格。

又按：張憲公云：承者，以卑承尊而無專成之義。天尊地卑，一形氣也。形統於氣，故地統於天；形以承氣，故地以承天。胃，土也，坤之類也；氣，陽也，乾之屬也。胃爲十二經之長，化糟粕，運精微，轉味出入，而成傳化之府，豈專塊然之形，亦唯承此乾行不息之氣耳。湯名承氣，確有取義，非取順氣之義也。憲公此解，超出前人，故余既録於《真方歌括》後，而又重録之，愈讀愈覺其有味也。惜其所著《傷寒類疏》未刊行世。憲公諱孝培，古吳人也。

溫脾湯　主治痼冷在腸胃間，泄瀉腹痛，宜先取去，然後調治，不可畏虛以養病也。

溫脾桂附與干薑，朴草同行佐大黃，泄瀉流連知痼冷，溫通並用效非常。

附子、干薑、甘草、桂心、厚朴各二錢，大黃四分，水二杯，煎六分服。

喻嘉言曰：許叔微制此方，深合仲景以溫藥下之之法。方中大黃一味，有用則溫藥必不能下，而久留之邪非攻不去，多用恐溫藥不能制，而洞泄或至轉劇，裁酌用之，真足法矣。

防風通聖散 風熱壅盛，表裏三焦皆實，發表攻裏並用法。

防風通聖散，河間 大黃硝，荊芥麻黃梔芍翹，甘桔芎歸膏滑石，薄荷芩朮力偏饒。

大黃酒蒸、芒硝、防風、荊芥、麻黃、梔子、連翹、川芎、當歸、薄荷、白朮各五分，桔梗、黃芩、石膏各一錢，甘草二錢，滑石三錢，加薑、蔥煎。

吳鶴皋曰：防風、麻黃，解表藥也，風熱之在皮膚者，得之由汗而泄；荊芥、薄荷，清上藥也，風熱之在巔頂者，得之由鼻而泄；大黃、芒硝，通利藥也，風熱之在腸胃者，得之由後而泄；滑石、梔子，水道藥也，風熱之在決瀆者，得之由尿而泄。風淫於膈，肺胃受邪，石膏、桔梗清肺胃也。而連翹、黄芩又所以祛諸經之游火。風之爲患，肝木主之，川芎、歸、芍和肝血也。而甘草、白术所以和胃氣而健脾。劉守真氏長於治火，此方之旨，詳且悉哉！亦治失下發斑，三焦火實。全方除硝、黄，名曰雙解散。解表有防風、麻黄、薄荷、荆芥、川芎；解裏有石膏、滑石、黄芩、梔子、連翹。復有當歸、芍藥以和血；桔梗、白芍、甘草以調氣，營衛皆和，表裏俱暢，故曰雙解。本方名曰通聖，極言其用功之妙耳。

河間制此，解利四時冬寒、春溫、夏熱、秋燥正令傷寒。凡邪在三陽，表裏不解者，以兩許爲劑；加葱、薑、淡豉煎服之，候汗下兼行，表裏即解。形氣強者，兩半爲劑；形氣弱者，五錢爲劑。若初服因汗少不解，則爲表實，倍加麻黄以汗之，因便硬不解，則爲裏實，倍加硝黄以下之，連進二服，必令汗出，下利而解也。今人不解其妙，以河間過用寒涼，仲景《傷寒》初無下法，棄而不用，真可惜也。不知其法神捷，莫不應手取效，從無寒中痞結之變，即有一二不解者，非法之未善，則必傳陽明故也。

涼膈散 瀉三焦六經諸火。

涼膈硝黃梔子翹，黃芩甘草薄荷饒，再加竹葉調蜂蜜，葉生竹上，故治上焦。膈上如焚一服消。連翹一錢五分，大黃酒浸、芒硝、甘草各一錢，梔子、黃芩、薄荷各五分，水一杯半，加竹葉七片，生蜜一匙，煎七分服。

汪訒庵曰：連翹、薄荷、竹葉，以升散於上；梔、芩、黃，以蕩滌於下；使上升下行，而膈自清矣。加甘草、生蜜者，病在膈，甘以緩之也。張潔古減硝、黃，加桔梗，使諸藥緩緩而下，留連膈上，頗妙。

失笑散 治產後心腹絞痛欲死，或血迷心竅，不省人事，或胞衣不下，並治心痛，血滯作痛。

獨聖散

失笑散蒲黄及五靈，蒲黄、五靈脂等分，生研，每服三錢，酒煎服，名失笑散。暈平痛止積無停，山楂二兩便糖入，獨聖散功同更守經。山楂二兩，水煎，用童便，砂糖調服，名獨聖散。

吴於宣曰：五靈脂甘溫走肝，生用則生血，蒲黄辛平入肝，生用則破血。佐酒煎以行其力，庶可直抉厥陰之滯，而有推陳致新之功，甘不傷脾，辛能散瘀，則瘀痛、惡寒、發熱、昏暈、胸膈滿悶等證悉除，直可一笑置之矣。至於獨聖散，獨用山楂一味，不唯消食健脾，功能破瘀止兒枕痛，更益以砂糖之甘，溫中而兼逐惡，童便之咸，入胞而不涼下，相得而相須，功力甚偉。

時方歌括卷下

閩　吳航陳念祖修園甫　著

男　元豹道彪古愚　元犀道照靈石　同校字

滑可去著

滑者，潤澤之謂也。從大便降之，視泄劑較輕些。

芍藥湯　治帶下赤白，便膿血，後重。

初痢多宗芍藥湯，芩連檳草桂歸香，芍藥三錢，黄芩、黄連、當歸各八分，肉桂三分，甘草、檳榔、木香各五分，水煎服。痢不減，加大黄。須知調氣兼行血，後重便膿得此良。

陳修園曰：此方原無深義，不過以行血則便膿自愈，調氣則後重自除。

方中當歸、白芍以行血，木香、檳榔以調氣，芩連燥濕而清熱，甘草調中而和藥，又用肉桂之溫是反佐法，芩連必有所制之而不偏也。或加大黄之勇是通滯法，實痛必大下之而後已也。余又有加減之法：肉桂色赤入血分，赤痢取之爲反佐；而地榆、川芎、槐花之類，亦可加入也。干薑辛熱入血分，白痢取之爲反佐；而蒼朮、砂仁、茯苓之類，亦可加入也。方無深義，羅東逸方論，求深而反淺。

脾約丸　治藏府不和，津液偏滲於膀胱，以致小便多，大便秘結者。

燥熱便難脾約丸，芍麻枳朴杏黄餐，白芍、火麻仁、杏仁去皮尖、枳實、厚朴薑炒各五兩五錢，蒸大黄十兩，煉蜜丸如桐子大，白湯送下二十丸，大便利即止。潤而甘緩存津液，尿數腸干得此安。

陳修園曰：物之多脂者可以潤燥，故以麻仁爲君，杏仁爲臣。破結者必以苦，故以大黄之苦寒、芍藥之苦平爲佐。行滯者必順氣，故以枳實順氣而除痞，厚朴順氣以泄滿爲佐。以蜜爲丸者，取其緩行而不驟也。

更衣丸

更衣丸用薈砂研，滴酒爲丸服二錢，朱砂五錢，研如飛麵，蘆薈七錢研細，滴酒和丸，每服二錢，好酒送下。陰病津枯腸秘結，交通水火效如神。

柯韻伯曰：胃爲後天之本，不及固病，太過亦病，然太過復有陽盛陰虛之別焉。兩陽合明而胃家實，仲景制三承氣下之，水火不交而津液亡，前賢又制更衣丸以潤之。古人入廁必更衣，故爲此丸立名。用藥之義，以重墜下達而奏功。朱砂色赤爲火，體重象金，味甘歸土，性寒類水，爲丹祖汞母，能輸坎以填離，生水以濟火，是胃家之心藥也。配以蘆薈，黑色通腎，苦味入心，滋潤之質可轉濡胃燥，大寒之性能下開胃關。此陰中之陰，洵爲腎家主劑矣。合以爲丸，有水火既濟之理，水土合和之義。兩者相須，得效甚宏，奏功甚捷，真匪夷所思矣！

礞石滾痰丸　治實熱老痰之峻劑。虛寒者不宜用。

隱公遺下滾痰方，礞石黃芩及大黃，少佐沈香爲引導，頑痰怪症力能匡。

青礞石三兩，用焰硝一兩，同入瓦罐，鹽泥固濟，煅至石色如金爲度，水飛過，大黃酒蒸、黃芩酒洗各八兩，沈香一兩，爲末，水丸。薑湯下，量虛實服。服過咽即便仰臥，令藥徐徐而下，半日不可飲食行動，待藥氣自胃口漸下二腸，然後動作飲食，服後喉間稠黏壅塞，乃藥病相拒故也。少頃，藥力到自愈。

柯韻伯曰：脾爲生痰之源，肺爲貯痰之器，此無稽之談也。夫脾爲胃行其津液，以灌四旁，而水津又上輸於肺焉，能凝結而爲痰？唯腎爲胃關門不利，故水聚而泛爲痰也。則當曰：腎爲生痰之源。經云：受穀者濁，受氣者清，清陽走五藏，濁陰歸六府。肺爲手太陰，獨受諸氣之清，而不受有形之濁，則何可貯痰？唯胃爲水穀之海，萬物所歸，稍失轉味之職，則濕熱凝結爲痰，依附胃中而不降。當曰：胃爲貯痰之器。斯義也，唯王隱公知之，故制老痰之方，不涉脾肺而責之胃腎。二黄、礞石稟中央之黄色，入通中宫者也。黄芩能清理胃中無形之氣，大黄能蕩滌胃中有形之質。然痰之爲質，雖滑而黏，善泊於腸胃曲折之處而爲巢穴，不肯順流而下，仍得緣涯而升，故稱老痰。二黄以滋潤之品，衹能直行而泄，欲使委曲而導之，非其所長也，故選金石以佐之，礞石之燥，可以除其濕之本，而其性之悍，可以迅掃其曲折依伏之處，使濁穢不得膩滯而少留。此滚痰之所由名乎！又慮夫關門不開，仍得爲老痰之巢臼，沈香爲北方之色，能納氣歸腎，又能疏通腸胃之滯，腎氣流通，則水垢不留，而痰不再作，且使礞石不黏著於腸，二黄不傷及於胃，一舉而三善備，所以功效若神也。

指迷茯苓丸 治中脘留伏痰飲，臂痛難舉，手足不得轉移。

指迷最切茯苓丸，風化芒硝分外看，枳半合成四味藥，停痰伏飲勝靈丹。

半夏制二兩，茯苓二兩，風化硝二錢半，枳殼五錢，四味研末，薑汁糊丸，桐子大，每服三十丸，薑湯下。

柯韻伯曰：痰飲之本皆水也。飲入於胃，游溢精氣，上輸於脾，此自陽入陰也。脾氣散精，上歸於肺，此地氣上升也。通調水道，下輸膀胱，是天氣下降也。水精四布，五經並行，是水入於經而血乃成也。若陰陽不和，清濁相干，胃氣亂於中，脾氣難於升，肺氣滯於降，而痰飲隨作矣。痰與飲同源，而有陰陽之別。陽盛陰虛，則水氣凝而爲痰；陰盛陽虛，則水氣溢而爲飲。除痰者，降氣清火是治其標，補陰利水是治其本也。滌飲者，降氣燥濕是治其標，溫腎利水是治其本也。此方欲兼兩者而合治之。半夏燥濕，茯苓滲濕，風硝軟堅，枳殼利氣，別於二陳之甘緩，遠於礞石之峻悍，殆攻堅之平劑歟！

澀可固脫

當歸六黃湯

火炎汗出六黃湯，醒而汗出曰自汗，寐而汗出曰盜汗。二地芩連柏與當，生地黃、熟地黃、黄柏、黃連、黃芩、當歸各等分，黃芪加倍。倍用黃芪偏走表，苦堅妙用斂浮陽。

陳修園曰：陰虛火擾之汗，得當歸、生地、熟地之滋陰，又得黄芩、黃連之瀉火，治汗之本也。然此方之妙，則在於苦寒，寒則勝熱，而苦復能堅之，又恐過於苦寒，傷其中氣，中者陰之守也，陰愈虛則火愈動，火愈動則汗愈出，尤妙在大苦大寒隊中倍加黃芪，俾黃芪領苦寒之性，盡達於表，以堅汗孔，不使留中而爲害，此旨甚微，注家向多誤解，特表而出之。

芪附湯

衛陽不固汗洋洋，須用黃芪附子湯，黃芪一兩，熟附子五錢，水煎服。附暖丹田元氣生，得芪固脫守其鄉。行於皮毛者，衛外之氣也。衛氣根於元氣，黃芪雖專走衛，有附子挾之同行，則能回大汗欲脫之氣，守於其鄉，而汗自止矣。

陳修園曰：《神農本草經》云：黃芪氣味甘，微溫無毒，主癰疽久敗瘡，排膿止痛，大風癩疾，五痔鼠瘻，補虛，小兒百病。《本經》只此三十三字，皆取其質輕，味淡，偏走皮毛，故治大風、癰疽及一切外症膿血過多，用之補養皮肉之虛而已。又云主小兒百疾者，以輕薄之品，大人不足依賴，唯小兒經脈未盛，氣血皆微，不宜峻補，得此微補之品，百病可以概治也。細味經旨，安能大補元氣以止汗？如六黃湯之大寒以除熱，熱除則汗止；玉屏風之解肌以驅風，風除則汗止。三方不重在黃芪，卻得黃芪之輕快，徑走皮膚，奏效更速，數百年來無一人談及。甚矣！醫道之難也。

玉屏風散

玉屏風散主諸風，止汗先求褺褺通，風傷衛則汗自出，黃芪得防風，其功愈大，以二藥同行走表，令褺褺微似汗，其風邪從微汗而解，則衛無邪擾，汗不再出矣！發在芪防黃芪、防風，時醫誤認爲止汗之品，害人無算。收在朮，表風得黃芪、防風而解，則外無所擾；藏器得白朮而安，則內有所據矣。熱除風屬陽邪，陽則爲熱。濕去太陰爲濕土，濕熱交蒸，則爲自汗發熱之症。主中宮。白朮補中宮土氣，故能止汗除熱。防風、黃芪、白朮各等分爲末，酒調服。

陳修園曰：以黃芪爲固表藥，千古貽誤。前賢用之不應，所以有『有汗能止，無汗能發』騎牆之說；及庸輩有『炙用能止，生用能發』之分也。《神農本經》俱在，奈何捨而不讀也。余於本條小注甚詳，細心體認，如撥雲見日，明者自知。

威喜丸 治元陽虛憊，精滑，白濁，遺尿及婦人血海久冷，淫帶夢泄等症。

和劑傳來威喜丸，夢遺帶濁服之安，茯苓煮曬和黃蠟，專治陽虛血海寒。白茯苓去皮四兩切塊，用豬苓二錢五分同於瓷器內煮二十餘沸，去豬苓，取出曬干爲末，黃蠟四兩熔化，搜和茯苓末爲丸如彈子大。每空心細嚼，滿口生津，徐徐咽服，以小便清利爲效。忌米醋，尤忌氣怒動情。

王晉三曰：《抱樸子》云：茯苓千萬歲，其上生小木，狀似蓮花，名威喜芝。今以名方者，須擇茯苓之年深質結者，制以豬苓，導之下出前陰，蠟淡歸陽，不能入陰，須用黃蠟，性味緩澀，有續絕補髓之功，專調斫喪之陽，分理潰亂之精，故治元陽虛憊，而爲遺濁帶下者，若治肺虛痰火久嗽，茯苓不必結，而豬苓亦可不用矣。

濟生烏梅丸　治大便下血如神。

下血淋漓治頗難，《濟生》遺下烏梅丸，僵蠶炒研烏梅搗，醋下幾回病即安。僵蠶一兩炒，烏梅肉一兩半，共爲末，醋糊丸，桐子大。每服四五十丸，空心醋湯下。

陳修園曰：簡。

鬥門秘傳方　治毒痢，藏府撮痛，膿血赤白，或下血片日夜無度及噤口惡痢，他藥不能治者，立見神效。

門門原有秘傳方，黑豆干薑芍藥良，甘草地榆罌粟殼，痢門逆症俱堪嘗。干薑四錢，黑豆一兩五錢炒去皮，罌粟殼八錢蜜炙，地榆、甘草各六錢，白芍三錢，分三四帖，水一鍾半，煎八分服。

陳修園曰：甘草、黑豆能解諸毒，毒解則撮痛除，赤白已。毒氣不沖於胃口，而噤口之病亦寧。又用地榆以燥在下之濕，芍藥以泄在下之熱，是正佐法；干薑之大辛大溫以開在上之拒格，是反佐法；又用罌粟殼以止劇痛，制以白蜜之滑，以變其澀，是巧佐法。鴉片是罌粟之膏入土者製造而成，名阿芙蓉。今人喫其煙，多受其害。若以一二厘入藥，止心腹之痛如神，所以取效倍於他藥也。

聖濟附子丸 治洞泄寒中、注下水穀，或痢赤白，食已即出，食物不消。

附子丸中連與薑，烏梅炒研佐之良，寒中瀉痢皆神驗，互用溫涼請細詳。附子炮、烏梅肉炒各一兩，黃連炒二兩，干薑炒一兩，爲末，煉蜜丸，桐子大，米飲下三十丸。

按：原註云：春傷於風，邪氣留連，至夏發爲飧泄，至長夏發爲洞泄。陰生於午，至未爲甚，長夏之時，脾土當旺，脾爲陰中之至陰，故陰氣盛。陰氣既盛，則生內寒而洞泄矣。

四神丸 治脾腎雙虛，子後作瀉痢，不思食，不化食。腎水受時於子，弱土不能禁製，故子後每瀉。

四神故紙與吳萸，肉蔻除油五味須，大棗須同薑煮爛，破故紙四兩酒浸炒，吳萸一兩鹽水炒，肉豆蔻二兩麵裹煨，五味子三兩炒，大棗四十九枚，生薑四兩同煎，棗爛去薑，搗棗肉爲丸。臨睡鹽湯下。若早服，不能敵一夜之陰寒也。五更腎瀉火衰扶。

柯韻伯曰：瀉痢爲腹疾，而腹爲三陰之都會，一藏不調，便能瀉利，故三陰下痢，仲景各爲立方以主之。太陰有理中、四逆；厥陰有烏梅丸、白頭翁湯；少陰有桃花、真武、豬苓、豬膚、四逆湯散、白通、通脈等劑；

可謂曲盡病情，諸法備美。然只爲一藏立法，若三藏相關，久留不痊，如子後作瀉一症，猶未之及也。夫雞鳴至平旦，天之陰，陰中之陽也，因陽氣當至而不至，虚邪得以留而不去，故作瀉於黎明。其由有四：一爲脾虚不能制水，一爲腎虚不能行水，故二神丸君補骨脂之辛燥者，入腎以制水，佐肉豆蔻之辛溫者，入脾以暖土，丸以棗肉，又辛甘發散爲陽也，一爲命門火衰不能生土，一爲少陽氣虚無以發陳，故五味子散君五味子之酸溫，以收坎宮耗散之火，少火生氣以培土也，佐吴茱萸之辛溫，以順肝木欲散之勢，爲水氣開滋生之路，以奉春生也。此四者，病因雖異，而見症則同，皆水亢爲害。二神丸是承製之劑，五味散是化生之劑也。二方理不同而用則同，故可互用以助效，亦可合用以建功。合爲四神丸是制生之劑也，制生則化，久泄自瘳矣。稱曰四神，比理中、八味二丸較速歟！

金鎖固精丸　金鎖固精芡實研，蓮須龍牡蒺藜連，又將蓮粉爲糊合，夢泄多遺久服蠲。

芡實蒸、蓮蕊須、沙苑蒺藜炒各二兩，龍骨酥炙，牡蠣，鹽水煮一日夜，煅粉，各三兩，蓮子粉爲糊丸，鹽湯或酒下。

陳修園曰：此方匯集藥品，毫無意義。即市中搖鈴輩、店上賣藥輩亦能製造。張景岳《新方》亦多類此，若輩喜爲平穩而説之，修園不阿好也。

封髓丹　治夢遺失精及與鬼交。

妄夢遺精封髓丹，砂仁黃柏草和丸，大封大固春長在，巧奪天工造化玄。

砂仁一兩，黃柏三兩，炙甘草七錢，蜜丸。每服三錢，淡鹽湯送下。一本用肉蓯蓉五錢，切片洗淡，酒浸一宿，次日煎三四沸，食前送下。

陳修園曰：此方，庸醫每疑其偏寒少補而不敢用，而不知大封大固之妙，實奪造化之權，視金鎖固精，奚啻天淵之隔？《寶鑒》合三才湯料，名爲三才封髓丸，則板實不靈矣！趙羽皇方論最妙，宜熟讀之。趙羽皇曰：經云：腎者主水，受五藏六府之精而藏之。又曰：腎者主蟄，封藏之本，精之處也。

蓋腎爲慳藏，多虛少實。因肝木爲子，偏喜疏泄母氣，厥陰之火一動，精即隨之外溢。況肝又藏魂，神魂不攝，宜其夜臥思交，精泄之症出矣。封髓丹爲固精之要藥，方用黃柏爲君，以其味性苦寒，苦能堅腎，腎職得堅，則陰水不虞其泛溢；寒能清肅，秋令一至，則龍火不至於奮揚；水火交攝，精有不安於其位者乎？佐以甘草，以甘能緩急，瀉諸火與肝火之內煩，且能使水土合爲一家，以妙封藏之固。若縮砂者，以其味辛性溫，善能入腎。腎之所惡在燥，而潤之者唯辛，縮砂通三焦、達精液，能納五藏六府之精而歸於腎，腎家之氣納，腎中之髓自藏矣。

真人養藏湯

真人養藏湯，羅謙甫 木香訶，粟殼當歸肉蔻科，朮芍桂參甘草共，脫肛久痢即安和。

訶子麵裹煨一兩二錢，罌粟殼去蒂、蜜炙三兩六錢，肉豆蔻麵裹煨五錢，當歸、白朮炒、白芍酒炒、人參各六錢，木香二兩四錢，桂八錢，生甘草一兩八錢。每服四錢，藏寒甚，加附子。一方無當歸，一方有干薑。

肛脫由於虛寒，參、朮、甘草以補其虛，官桂、豆蔻以溫其寒，木香調氣，當歸和血，芍藥以止痛，訶子、粟殼以止脫。

陳修園曰：此彙藥治病，市醫得意之方，修園獨以爲否，然用木香之多，則澀而不鬱，亦是見解超處。

濕可潤燥

清燥救肺湯　主治諸氣膹鬱、諸痿喘嘔。

救肺湯中參草麻，石膏膠杏麥枇杷，經霜收下干桑葉，解鬱滋干效可誇。

經霜桑葉三錢，石膏煅二錢五分，甘草、黑芝麻各一錢，人參、杏仁去皮尖各七分，真阿膠八分，枇杷葉去毛、蜜炙一片，麥冬一錢二分，水煎熱服。痰多加貝母，血枯加生地，熱甚加犀角、羚羊角。

陳修園曰：喻嘉言制此方，自注云：諸氣膹鬱之屬於肺者，屬於肺之燥也；諸痿喘嘔之屬於上者，亦屬於肺之燥也。古人以辛香之品解鬱，固非燥症所宜；即用芩連瀉火之品，而苦先入心，反從火化，又非所宜也。喻氏宗繆仲淳甘涼滋潤之法制出此方，名曰清燥，實以滋水，即《易》所謂『潤萬物者，莫潤乎水』是也；名曰救肺，實以補胃，以胃土爲肺金之母也。最妙是人參一味，仲景於咳嗽症去之者，以其不宜於風寒水飲之咳嗽也。昔醫不讀《本草經》，疑仲景之法而試用之，用之增劇，遂有肺熱還傷肺之說，以人參爲肺熱禁藥。不知人參爲肺寒之禁藥，爲肺熱、肺燥之良藥也。扁鵲云：損其肺者益其氣。舍人參之甘寒，何以瀉壯火而益元氣哉！

瓊玉膏

瓊玉膏中生地黃，參苓白蜜煉膏嘗，肺枯干咳虛勞症，金水相滋效倍彰。鮮生地四斤，取汁一斤，同白蜜二斤熬沸，用絹濾過，將茯苓十二兩，人參六兩，各研末，入前汁和勻，以瓷瓶用紙十數層加箬葉封瓶口，入砂鍋內，以長流水淹瓶頸，桑柴火煮三晝夜，取出，換紙紮口，以蠟封固，懸井中一日，取起仍煮半日，湯調服。

陳修園曰：人參甘寒柔潤，補助肺氣。然肺本惡寒，凡咳嗽多屬形寒飲冷，得寒潤滋補之藥，必增其咳。昔醫誤認爲溫補之性。故有肺熱還傷肺之說。不知肺合皮毛，凡咳嗽從風寒外傷而起，宜用干薑、五味、細辛之類加減，忌用人參之寒。然肺爲藏府之華蓋，藏府之火不得水制，上刑肺金，致肺燥干咳，有聲無痰，與寒飲作嗽者不同，正宜用人參之潤以滋燥，人參之寒以制熱，瓊玉膏所以神妙無比也。昔醫凡清燥之方，必用人參，可知其長於養津液也。

生脈散　治熱傷元氣，氣短倦怠，口干出汗。

生脈冬味與參施，暑熱刑金脈不支，若認脈危通共劑，操刀之咎屬伊誰？

人參五分、麥冬八分、五味子九粒，水煎服。

陳修園曰：脈資始於腎，資生於胃，而會於肺。仲景於手足冷，脈微欲絕症，取通脈四逆湯，以扶少陰之真陽；於心下悸，脈結代，取復脈湯，以滋陽明之津液，皆救危之方也。

孫真人制生脈散，爲暑熱傷肺，肺傷則脈漸虛散爲足慮，宜於未傷之前取人參、麥冬之甘潤，五味子之酸斂，無病之時，預服以保之。除暑月之外，不可以此爲例。今人惑於生脈之名，凡脈絕之症，每投立死，亦孫真人命名不正之貽禍也。一本作參麥散，較妥。

燥可去濕

神朮湯 主治三時外感寒邪、內傷生冷而發熱及脾泄、腸風。

朮防甘草濕家嘗，蒼朮三錢，防風二錢，甘草一錢，加葱白、生薑同煎。據云：無汗用蒼朮，以代麻黃湯，有汗用白朮，以代桂枝湯。神朮名湯得意方，自說法超麻桂上，可知全未夢南陽。仲景居南陽，王海藏以此方代麻黃湯、桂枝湯，可知南陽之法，未嘗夢見也。

陳修園曰：仲景麻、桂及葛根、柴胡等湯，步步是法，而大旨在『養津液』三字。王海藏此方，燥烈傷陰，先涸汗源，多致留邪發熱，正與仲景法相反。據云用代麻、桂諸湯，平穩可法，其實貽禍匪輕也。須知此方三陽之症無涉，唯太陰之風濕可用。《內經》謂：春傷於風，邪氣流連而洞泄，至夏而飧泄腸澼者，宜此燥劑，否則不可沾唇。

平胃散　治濕淫於內，脾胃不能克制，有積飲痞膈中滿者。

平胃散用朴陳皮，蒼朮合甘四味宜，蒼朮泔浸二錢，厚朴薑汁炒、陳皮、甘草炙各一錢，薑、棗煎。除濕寬胸驅瘴癘，調和胃氣此方施。

柯韻伯曰：《內經》以土運太過曰敦阜，其病腹滿；不及曰卑監，其病留滿痞塞。張仲景制三承氣湯，調胃土之敦阜；李東垣制平胃散，平胃土之卑監也。培其卑而使之平，非削卑之謂也。蒼朮苦溫運脾，長於發汗，迅於除濕，故以爲君；厚朴色赤苦溫，能助少火而生氣，故以爲臣；濕因於氣滯，故以行氣之陳皮爲佐；脾得補而健運，故以補脾之甘草爲使。名曰平胃，實所以調脾歟！

五皮飲 五皮飲用五般皮，陳茯薑桑大腹奇，陳皮、茯苓皮、薑皮、桑白皮、大腹皮。或用五加易桑白，脾虛腹脹此方宜。脾不能爲胃行其津液，故水腫。半身以上宜汗，半身以下宜利小便。此方於瀉水之中，仍寓調補之意。皆用皮者，水溢皮膚，以皮行皮也。

陳修園曰：此方出華元化《中藏經》，頗有意義。宜審其寒熱虛實，而加寒溫補瀉之品。

二陳湯 治肥盛之人濕痰爲患，痰喘脹滿。

二陳湯用夏和陳，益以茯苓甘草臣，半夏二錢，陳皮一錢，茯苓三錢，炙甘草八分，加薑煎。利氣調中兼去濕，諸凡痰飲此爲珍。

陳修園曰：此方爲痰飲之通劑也。痰之本，水也，茯苓制水，以治其本；痰之動，濕也，茯苓滲濕，以鎮其功。方中只此一味是治痰正藥，其餘半夏降逆，陳皮順氣，甘草調中，皆取之以爲茯苓之佐使耳。故仲景云凡痰多者俱加茯苓，嘔者俱加半夏，古聖不易之法也。今人不窮古訓，以半夏爲祛痰之專品，仿稀涎散之法，制以明礬，致降逆之品反爲湧吐，堪發一嘆！以此方爲三陽解表之劑，服之留邪生熱，至死不悟。余於《真方》桂枝湯下已詳言之，茲不復贅。

萆薢分清飲　萆薢分清主石蒲，草梢烏藥智仁俱，烏藥、益智仁、石菖蒲、萆薢各等分，甘草梢減半。煎成又入鹽些少，加鹽少許。淋濁流連數服驅。遺精、白濁。

汪訒庵曰：萆薢能泄厥陰、陽明濕熱，去濁分清；烏藥驅逆氣而止便數；益智固脾腎而開鬱結；石菖蒲開九竅而通心；甘草梢達腎莖而止痛，使濕熱去而心腎通，氣化行而淋濁止矣。此以疏泄爲禁止者也。

腎著湯 治寒濕腰痛如帶五千錢。此帶脈爲病，名曰腎著。

腰痛如帶五千錢，腎著湯方豈偶然，甘草茯苓薑與朮，長沙老法譜新篇。

甘草二錢，白朮、甘薑、茯苓各四錢，水煎服。即《金匱》甘草、干薑茯苓白朮湯，但分兩多少不同。

陳修園曰：帶脈爲病，腰溶溶如坐水中，此寒濕之邪不在腎之中藏，而在腎之外府。故其治不在溫腎而在散寒，而在燠土以勝水。若用桂附，則反傷腎之陰矣。

一味白朮湯 治傷濕，一身盡痛。

即白朮一兩，酒煎服，不能飲者，以水代之。

按：《神農本草經》云：白朮氣味甘溫，無毒，主風寒濕痹，死肌痙疸，止汗，除熱，消食。作煎餌。久服輕身延年不飢。原文只此三十四字。

陳修園：白朮主治風寒濕三者合而成痹，而除濕之功而更大焉。死肌者，濕邪侵肌肉而麻木不仁也。痙者，濕流關節而筋勁急也。疸者，濕乘脾土，肌肉發黄也。濕久鬱而爲熱，濕熱交蒸，故自汗而發熱也。脾受濕，則失其健運之常，故食不能消也。白朮性能燥濕，所以主之。『作煎餌』三字，先聖另提，大費苦心。以白朮之功在燥，而所以妙處在於多脂，多脂則燥中有潤。張隱庵解云：土有濕氣，始能灌溉四旁，如地得雨露，始能發生萬物。今以生朮削去皮，急火炙令熟，名爲煎餌，遵法修治，則味甘而質潤，土氣和平，故久服有輕身延年不飢之效。後人用土炒燥，大失經旨。葉天士《臨症指南》竟用水漂炒黑，是徒用白朮之名也，不得不附辨於此。

寒能勝熱

瀉白散　瀉白甘桑地骨皮，再加粳米四般宜，桑白皮、地骨皮各一錢，甘草五分，粳米百粒。汪云：桑皮瀉肺火，地骨退虛熱，甘草補土生金，粳米和中清肺。李時珍曰：此瀉肺諸方之準繩也。秋傷燥令成痰嗽，火氣乘金此方奇。

季楚重曰：火熱傷氣，救肺之治有三：傷寒邪熱侮肺，用白虎湯除煩，此治其標；內症虛火爍金，用生脈益陰，此治其本；若夫正氣不傷，鬱火又甚，則瀉白散之清肺調中，標本兼治，又補二方之不及也。

甘露飲　治胃中濕熱，色黃，尿赤，口瘡，吐血，衄血。

甘露二冬二地均，天冬、麥冬、生地、熟地。枇杷芩枳黄芩、枳殼、枇杷葉斛茵倫，石斛、茵陳。合用甘草平虛熱，等分煎溫服。口爛齦糜吐衄珍。

陳修園曰：足陽明胃爲燥土，喜潤而惡燥，喜降而惡升。故以二冬、二地、石斛、甘草之潤以補之，枇杷、枳殼之降以順之。若用連、柏之苦，則增其燥；若用芪、朮之補，則慮其升；即有濕熱，用一味黃芩以折之，一味茵陳以滲之，足矣。蓋以陽明之治，最重在『養津液』三字。此方二地、二冬等藥，即豬苓湯用阿膠以育陰意也。茵陳、黃芩之折熱而去濕，即豬苓湯中用滑、澤以除垢意也。

左金丸　治肝藏實火，左脅下痛或吐酸水。

香連丸　治赤下痢。

茱連六一左金丸，肝鬱脅痛吞吐酸，（黃連六兩，吳茱萸一兩，鹽湯泡，名茱連丸。）更有痢門通用劑，香連丸子服之安。（黃連二十兩，以吳茱萸十兩，水拌浸一宿同炒。去吳茱萸，木香四兩八錢五分，二味共研末，醋糊丸，桐子大。每服二三錢，空心米湯下。薛立齋治虛痢，以四君子湯、四物湯、補中益氣湯，隨宜送下。）

陳修園曰：肝實作痛，唯肺金能平之。故用黃連瀉心火，不使克金；

且心爲肝子，實則瀉其子也。吳茱萸入肝，苦辛大熱，苦能引熱下行，同氣相求之義也，辛能開鬱散結，通則不痛之義也。何以謂之左金？木從左而制從金也。至於香連丸，取黃連之苦以除濕，寒以除熱，且藉其苦以堅大便之滑，況又得木香之行氣止痛、溫脾和胃以爲佐乎！故久痢之偏熱者，可以統治也。

溫膽湯 治熱嘔吐，虛煩驚悸不眠，痰氣上逆。

溫膽湯方本二陳，竹茹枳實合和勻，二陳加竹茹、枳實。不眠驚悸虛煩嘔，日暖風和木氣伸。

陳修園曰：二陳湯爲安胃祛痰之劑，加竹茹以清膈上之虛熱，枳實以除三焦之痰壅。熱除痰清而膽自寧和，和即溫也。溫之者，實涼之也。若膽家真寒而怯，宜用龍牡桂枝湯加附子之類。

金鈴子散　治心腹痛及脅痛等症，脈洪數及服熱藥而增痛者如神。

金鈴子散妙如神，須辨諸痛作止頻，火痛或作或止。胡索金鈴調酒下，元胡索、金鈴子各等分，研末，以清酒調服三錢。制方原是遠溫辛。

陳修園曰：金鈴子引心包相火下行，從小腸、膀胱而出；元胡索和一身上下諸痛，配合得法，所以效神。

丹參飲　治心痛、胃脘諸痛多效，婦人更效。

心腹諸痛有妙方，丹參爲主義當詳，檀砂佐使皆遵法，入咽咸知效驗彰。丹參一兩，檀香、砂仁各一錢，水一杯半，煎七分服。

陳修園曰：穩。

百合湯　治心口痛，服諸熱藥不效者。亦屬氣痛。

久痛原來鬱氣凝，若投辛熱痛頻增，重需百合輕清品，烏藥同煎亦準繩。

百合一兩，烏藥三錢，水二杯，煎七分服。

陳修園曰：此方余從海壇得來，用之多驗。

以上三方，皆治心胃諸痛，服熱藥而不效，宜之。古人治痛，俱用通法，然通之之法，各有不同。通氣以和血，調血而和氣，通也；上逆者使之下行，中結者使之旁達，亦通也；虛者助之使通，寒者溫之使通，無非通之之法也。若必以下泄爲通，則妄矣！此說本之高士宗《醫學正傳》。士宗名世栻，浙江人也。著有《靈樞直解》《素問直解》等書行世。

滋腎丸 治肺痿聲嘶，喉痹咳血煩躁。

即通關丸見通劑

羅東逸曰：此丸爲腎家水竭火炎而設。夫水竭則腎涸，腎涸則下泉不鍾。而陽盛於上，斯喉痹痰結煩躁之症作，火炎則金傷，金傷則上源不澤，無以蒸煦布漚，斯聲嘶咳血焦瘻之症生。此時以六味補水，水不能遽生也，以生脈保金，金不免猶燥也。唯急用黄柏之苦以堅腎，則能伏龍家之沸火，是謂浚其源而安其流；繼用知母之清以涼肺，則能全破傷之燥金，是謂沛之雨而騰之露。然恐水火之不相入而相射也，故益之以肉桂之反佐爲用，兼以導龍歸海，於是坎盈窞而流漸長矣，此滋腎之旨也。

柯韻伯曰：水爲腎之體，火爲腎之用。人知腎中有水始能制火，不知腎中有火始能致水耳。蓋天一生水者，陽氣也，即火也；氣爲水母，陽爲陰根，必火有所歸，斯水有所主。故反佐以桂之甘溫，引知柏入腎而奏其效。此相須之殷，亦承製之理也。

地骨皮散　治陰虛火旺，骨蒸發熱，日靜夜劇者，婦人熱入血室，胎前發熱者。

即四物湯加地骨皮、牡丹皮各三錢。四物湯見補劑。

柯韻伯曰：陰虛者，陽必湊之，故熱。仲景曰：陰弱則發熱。陽氣下陷入陰中，必發熱。然當分三陰而治之：陽邪陷入太陰脾部，當補中益氣以升舉之，清陽復位而火自息也；若陷入少陰腎部，當六味地黄丸以對待之，壯水之主而火自平也；陷入厥陰肝部，當地骨皮飲以涼補之，血有所藏而火自安也。四物湯爲肝家滋陰調血之劑，加地骨皮，清志中之火以安腎，補其母也；加牡丹皮，清神中之火以涼心，瀉其子也。二皮涼而不潤，但清肝火不傷脾胃，與四物加知柏之濕潤而苦寒者不同矣。故逍遥散治肝火之鬱於本藏者，木鬱達之，順其性也；地骨皮飲治陽邪之陷於肝藏也，客者除之，勿縱寇以遺患也。二者皆肝家得力之劑。

清暑益氣湯　長夏濕熱蒸炎，四肢睏倦，精神減少，身熱氣高，煩心，便黄，口渴而自汗脈虚者，此方主之。

清暑益氣草參芪，麥味青陳曲柏奇，二朮葛根升澤瀉，暑傷元氣法當遵。

人參、黄芪、甘草炙、當歸、麥冬、五味、青皮、陳皮、葛根、蒼朮、白朮、升麻、澤瀉，薑、棗煎。

參吴鶴皋《方考》：暑令行於夏，至長夏則兼濕令矣，此方兼而治之。炎暑則表氣易泄，兼濕則中氣不固，黄芪輕清散表氣，又能領人參、五味之苦酸同達於表以實表；神曲消磨傷中氣，又能佐白朮、甘草之甘溫，消補互用以調中；酷暑横流，肺金受病，人參、五味、麥冬所以補肺、斂肺、清肺經，所謂扶其所不勝也；火盛而水衰，故以黄柏、澤瀉滋其化源；津液亡則口渴，故以當歸、干葛生其胃液，清氣不升，升麻可升，濁氣不降，二皮可降；蒼朮之用，爲兼長夏濕也。

龍膽瀉肝湯　治脅痛、口苦、耳聾、耳腫、筋痿、陰濕熱癢、陰腫、血濁、溲血。

龍膽瀉肝通澤柴，車前生地草歸偕，梔芩一派清涼品，濕熱肝邪力可排。

膽草三分，梔子、黄芩、澤瀉、柴胡各一錢，車前子、木通各五分，當歸、甘草、生地各三分。

龍膽、柴胡瀉肝膽之火，佐以黄芩、梔子、木通、車前、澤瀉，俾濕火從小便而出也。然瀉之過甚，恐傷肝血，故又以生地、當歸補之。肝苦急，急食甘以緩之，故以甘草緩其急，且欲以大甘之味濟其大苦，不令過於泄下也。

當歸蘆薈丸 治肝經實火，頭暈目眩，耳聾耳鳴，驚悸搐搦，躁擾狂越，大便秘結，小便澀滯，或胸脅作痛，陰囊腫脹，凡屬肝經實火皆宜服之。

當歸蘆薈黛梔將，木麝二香及四黄，龍膽共成十一味，諸凡肝火盡能攘。

當歸、膽草酒洗、梔子、黄連、黄柏、黄芩各一兩，大黄、青黛水飛、蘆薈各五錢，木香二錢五分，麝香五分炒，神曲糊丸，薑湯下，每服二十丸。

陳修園曰：五藏各有火，而肝火最橫；肝火一動，每挾諸經之火，相持爲害。故以青黛、蘆薈、龍膽入本經而直折之；又以黄芩瀉肺火，黄連瀉心火，黄柏瀉腎火，梔子瀉三焦火，分諸經而瀉之，而最橫之肝火，失其黨援而乃平。然火旺則血虚，故以當歸之補血者爲君；火旺則胃實，故以大黄之通滯者爲臣；氣有餘便是火，故以麝香之主持正氣，神曲之化導陳氣，木香之通行滯氣爲佐。氣降火亦降，自然之勢也，况又得芩、連、梔、柏分瀉諸經，青黛、蘆薈、龍膽直折本經，内外應兵，以爲之使乎！立法最奇，向來爲庸解所掩，兹特闡之。

犀角地黄湯　主治吐衄、便血，婦人血崩、赤淋。

犀角地黄芍藥丹，生地兩半，白芍一兩，丹皮、犀角各二錢半。每服五錢。血升胃熱火邪干，斑黄陽毒皆堪治，或益柴芩總伐肝。

柯韻伯曰：氣爲陽，血爲陰。陽密乃固，陽盛則傷陰矣；陰平陽秘，陰虛者，陽必湊之矣。故氣有餘即是火，火入血室，血不榮經，即隨逆氣而妄行。上升者出於口鼻，下陷者出於二便，雖有在經在府之分，要皆心肝受熱所致也。心爲榮血之主，心火旺則血不寧，故用犀角、生地酸咸甘寒之味以清君火；肝爲藏血之室，肝火旺則血不守，故用丹皮、芍藥辛苦微寒之品以平相火。此方雖曰清火，而實滋陰之劑。蓋血失則陰虛，陰虛則無氣，故陰不足者當補之以味，勿得反傷其氣也。若用芩、連、膽草、梔、柏以瀉其氣，則陽之劇者，苦從火化；陽已衰者，氣從苦發，燎原而飛越矣。

四生丸　治陽盛陰虛，血熱妄行或吐或衄者。

四生丸用葉三般，艾柏鮮荷生地班，生側柏葉、生艾葉、生荷葉、生地黃各等分。共搗成團入水化，血隨火降一時還。搗爲丸，如雞子大，每服一丸，滾湯化下。

柯韻伯曰：心腎不交則五藏齊損，陰虚而陽無所附，則火炎上焦，陽盛則陽絡傷，故血上溢於口鼻也。凡草木之性，生者涼，而熟之則溫，熟者補而生者瀉。四味皆清寒之品，盡取其生者而搗爛爲丸，所以全其水氣，不經火煮，更以遠於火令矣。生地多膏，清心腎而通血脈之源；柏葉西指，清肺金而調營衛之氣；艾葉芳香，入脾胃而和生血之司；荷葉法震，入肝家而和藏血之室。五藏安堵，則水火不相射，陰平陽秘，而血歸經矣。是方也，可暫用以遏妄行之血，如多用則傷營。蓋血得寒則瘀血不散，而新血不生也。設但知清火涼血，而不用歸脾、養營等劑以善其後，鮮有不綿連歲月而斃者。非立方之不善，妄用者之過耳。

熱可制寒

回陽急救湯　回陽急救（節庵）用六君，桂附甘薑五味群，（附子炮、干薑、肉桂、人參各五分，白朮、茯苓各一錢，半夏、陳皮各七分，甘草三分，五味九粒，薑水煎。）加麝三厘或膽汁，三陰寒厥見奇勛。（薑、桂、附子祛其陰寒，六君子湯補助其陽氣，五味、人參以生其脈。加麝香者，以通其竅；加膽汁者，熱因寒用也。）

陳修園曰：此市醫得意之方也。修園不釋。

益元湯　益元艾附與干薑，麥味知連參草將，（附子炮、艾葉、干薑、麥冬、五味、知母、黃連、人參、炙甘草。艾葉辛熱能回陽。）葱白童便爲引導，內寒外熱是慈航。

此陰盛格陽之症。面赤口渴，欲臥於泥水之中，爲外熱內寒。此湯薑、附、艾葉加知、連等藥，與白通加人尿、豬膽汁同意，乃熱因寒藥爲引用也。

內熱曰煩，爲有根之火；外熱不寧曰躁，爲無根之火。故但躁不煩及先躁後煩者皆不治。

濟生腎氣丸　腎氣丸名別濟生，車前牛漆合之成，熟地四兩，茯苓三兩，山藥、山茱、丹皮、澤瀉、肉桂、車前子、牛膝各一兩，附子五錢，蜜丸，空心米湯送下。膚膨腹腫痰如壅，氣化組絪水自行。

張景岳曰：地黃、山藥、丹皮以養陰中之真水；山茱、桂、附以化陰中之陽氣；茯苓、澤瀉、車前、牛膝以利陰中之滯。能使氣化於精，即所以治肺也；補火生土，即所以治脾也；壯水利竅，即所以治腎也。水腫乃脾肺腎三藏之病，此方所以治其本。

三生飲　治卒中昏不知人，口眼歪斜，半身不遂，並痰厥、陰厥。

三生飲用附烏星，香入些微是引經，生南星一兩，生川烏、生附子各去皮各五錢，木香二錢。參汁對調宗薛氏，每服一兩，加參一兩。風痰卒倒效神靈。

柯韻伯曰：風爲陽邪，風中無寒，不甚傷人，唯風中挾寒，害始劇矣。

寒輕而在表者，宜發汗以逐邪；寒重而入裏者，非溫中補虛，終不可救。此取三物之大辛大熱者，且不炮不制，更佐以木香，乘其至剛至銳之氣而用之，非以治風，實以治寒也。然邪之所湊，其氣必虛，但知勇於攻邪，若正氣虛而不支，能無倒戈之患乎？必用人參兩許，以駕馭其邪。此立齋先生真知確見，立於不敗之地，而收萬全之效者也。若在庸手，必謂補住邪氣而不敢用。此謹熟陰陽，毋與眾論，岐伯所以叮嚀致告耳。觀其每服五錢，必四服而邪氣始出。今之畏事者，用烏、附數分，必制熟而後敢用，更以芩連監製之，焉能挽回如此危症哉？古今人不相及如此。

參附湯　术附湯　芪附湯見澀劑

陰盛陽虛汗自流，腎陽脫汗附參求，人參一兩，熟附子五錢，水煎服，名參附湯。脾陽遏鬱朮和附，白朮一兩，熟附子五錢，名朮附湯。若是衛陽芪附投。黃芪一兩，熟附子五錢，名芪附湯。

喻嘉言曰：衛外之陽不固而自汗，則用芪附；脾中之陽遏鬱而自汗，則用朮附；腎中之陽浮游而自汗，則用參附。凡屬陽虛自汗，不能捨三方爲治。三方之用大矣。然芪附可以治虛風；朮附可以治寒濕；參附可以壯元神。三者亦交相爲用。若用所當用，功效若神，誠足貴也。

近效白朮湯 即朮附湯減半，加炙甘草一錢五分，生薑三片，紅棗二枚，水煎服。治風虛頭重眩苦極，不知食味，暖肌補中，益精氣。

喻嘉言曰：此方治腎氣空虛之人。外風入腎，恰似烏洞之中，陰風慘慘，晝夜不息。風挾腎中濁陰之氣，厥逆上攻，其頭間重眩之苦至極難耐；兼以胃氣亦虛，不知食味。故方中全不用風門藥，但用附子暖其水藏，白朮、甘草暖其土藏，水土一暖，則濁陰之氣盡趨於下，而頭苦重眩及不知食味之症除矣。試觀冬月井中水暖，土中氣暖，其濁陰之氣，且不能出於地，豈更能加於天乎？制方之義可謂精矣！此所以用之而獲近效也。

陳修園曰：喻嘉言之解甚超，但於『益精氣』三字而略之，猶未識制方之神妙也。蓋精者，天一所生之水也。『一』即陽也，即陽氣也，氣即火也。氣爲水母，陽爲陰根，川流不息，水之行即火之用也。故方中君以附子，俾腎中有火以致水，水自不窮。俗醫以熟地、枸杞之類滋潤爲補，譬之無源之水，久停則污穢不堪矣！況本方中又有白朮、甘草暖其土藏，俾納穀多，則津液旺，充血生精，以復其真陰之不足。《難經》所謂損其腎者，益其精；《內經》所謂精不足者，補之以味。此方深得聖經之旨矣，故分而言之。經云：兩神相搏，合而成形，嘗先身生是謂精。附子補腎中之神，所以益精。經又云：上焦開發，宣五穀味，熏膚充身澤毛，若霧露之溉，是謂氣。白朮、甘草入脾而宣布其氣，所以益氣。合而言之，精由氣化，氣由精生，非一，亦非兩也。悟得此方之妙，便知六味丸退熱則有餘，補水則不足；八味丸化氣行水則有餘，補火致水則不足。他若張景岳自制大補元煎等湯，竟云補血補精以熟地黄爲主，少則二三錢，多則一二兩，無知妄作，誤人匪少。何陳遠公之《石室秘録》《辨症奇聞》、馮楚瞻之《錦囊》，專宗此説，衆盲爲一盲所引，是可慨也！

附子理中湯　即理中湯見《真方歌括太陰篇》加附子炮二錢。

陳修園曰：理中湯以參、草補陰，薑、朮補陽，和平之藥，以中焦爲主，上交於陽，下交於陰，爲吐瀉等症之立法。原無加附子之法，若加附子，則偏重下焦，不可名爲理中矣。然脾腎俱寒，吐後而大瀉不止，須用附子回其真陽，而門戶始固，必重加此一味而後效。但既加附子，而仍名理中，命名不切，此所以爲時方也。又有再加肉桂，名桂附理中湯，則立方不能無弊矣！蓋以吐瀉，陰陽兩脱，若用肉桂，宣太陽之府氣，動少陰之藏氣，恐致大汗，爲亡陽之壞症也。

雞鳴散 治脚氣第一品藥，不問男女皆可服。如感風濕流注，脚痛不可忍，筋脈浮腫者，並宜服之，其效如神。

雞鳴散是絶奇方，蘇葉茱萸桔梗薑，瓜橘檳榔煎冷服，腫浮脚氣效彰彰。

檳榔七枚，橘紅、木瓜各一兩，吳茱萸、蘇葉各三錢，桔梗、生薑各半兩，水三大碗，慢火煎至一碗半，取渣，再入水兩碗，煎取一小碗，兩汁相和，安置床頭，次日五更分三五次冷服之，冬月略溫亦可。服藥至天明，當下黑糞水，即是腎家所感寒濕之毒氣也。至早飯時，必痛住腫消，只宜遲喫飯，使藥力作效。此方並無所忌。

陳修園曰：寒濕之氣著於下焦而不去，故用生薑、吳茱萸以驅寒，橘紅、檳榔以除濕。然驅寒濕之藥頗多，而數品皆以氣勝，加以紫蘇爲血中之氣藥，辛香撲鼻，更助其氣，氣盛則行速，取著者行之之義也。又佐以木瓜之酸，桔梗之苦，經云：酸苦湧泄爲陰，俾寒濕之氣得大氣之藥，從微汗而解之，解之而不能盡者，更從大便以泄之，戰則必勝之意也。其服於雞鳴時奈何？一取其腹空，則藥力專行；一取其陽盛，則陽藥得氣也。其必冷服奈何？以濕爲陰邪，冷汁亦爲陰屬，以陰從陰，混爲一家，先誘之而後攻之也。

《醫道傳承叢書》跋

（鄧老談中醫）

現在要發揚中醫經典，就要加入到弘揚國學的大洪流中去，就是要順應時代的需要。中華民族的精神，廣泛存在于十三億人民心中，抓住這個去發揚它，必然會得到大家的響應。中醫經典要宣揚，必須有中醫臨床作爲後盾。中醫經典都是古代的語言，兩千多年前的，現在很多人没有好好地學習《醫古文》，《醫古文》學習不好，就没法理解中醫的經典。但更重要的是中醫臨床！没有臨床療效，我們講得再好現在人也聽不進去，更不能讓人接受。

過去的一百年裏，民族虚無主義的影響很大，過去螺絲釘都叫洋釘，國内做不了。可現在我們中國可以載人航天，而且中醫已經應用到了航天事業上，例如北京中醫藥大學王綿之老就立了大功，爲宇航員調理身體，使他們大大減少太空反應，這就是對中醫最好的宣揚。

中醫是個寶，她兩千多年前的理論比二十一世紀還超前很多，可以説是『後現代』。比如我們的治未病理論，西醫就沒有啊，那所謂的預防醫學就只是預防針（疫苗）而已，只去考慮那些微生物，去殺病毒，不是以人爲本，是拆補零件的機械的生物醫學。我們是仁心仁術啊！是開發人的『生生之機』的辯證的人的醫學！這個理論就高得多。那醫院裏的ICU病房，全封閉的，空調還開得很猛，病人就遭殃了！只知道防病毒、細菌，燒傷的病人就讓你盡量地密封，結果越密封越糟糕，而中醫主張運用的外敷藥幾千年來療效非常好！但自近現代西醫占主導地位後就不被認可。相比而言，中醫很先進，治病因時、因地、因人制宜，這是中醫的優勢，這些是機械唯物論所不能理解的。

治未病是戰略，（對一般人而言）養生重于治病。（對醫生而言）有養生沒有治病也不行。我們治療就是把防線前移，而且前移很多。比西醫而言，免疫學最早是中醫發明的，人痘接種是免疫學的開端。醫學上很多領域都是我們中醫學領先世界而開端的呢！但是，西醫認死了，免疫學就是打預防針！血清治療也有過敏的，並非萬無一失。現在這個流感他們西醫就沒辦法免疫，病毒變異太多太快，沒法免疫！無論病毒怎麼變異，兩千多年來我們中醫都是辨證論治，效果很好。西醫沒辦法就只好抗病毒，所以是對抗醫學，人體當做戰場，病毒消滅了，人本身的正氣也被打得稀巴爛了。所以，中醫學還有很多思想需要發揚光大。這兩年『治未病』的思想被大家知道了，多次在世界大會上宣講。中醫落後嗎？要我說中醫很先進，是走得太快了，遠遠超出了現代人的理解範圍，大家只是看到模糊的背影，因爲是從後面看，現代人追不上中醫的境界，只能是遠遠地看，甚至根本就看不見，所以也沒法理解。現在，有人要把中醫理論西醫化，臨床簡單化，認爲是『中醫現代化』。背離中醫固有的理論，放棄幾千年來老祖宗代代相傳的有效經驗，就取得不了中醫應有的臨床療效，怎麽能説是發展中醫？

中醫的優勢就存在于《神農本草》、《黄帝内經》、《八十一難》、《傷寒卒病論》等中醫經典裏。讀經典就是把古代醫家理論的精華先拿到，學中醫首先要繼承好。例如：《黄帝内經》給我們講陰陽五行、臟腑經絡、人與天地相參等理論，《傷寒論》教我們怎麽辨證、分析病機和處方用藥，温病學是中醫臨床適應需要、沿着《内經》《傷寒》進一步的發展。中醫臨床的發展促進了理論的不斷豐富，後世中醫要在這個基礎上發展。所以，我有幾句話：四大經典是根，各家學說是本，臨床實踐是生命線，仁心仁術是醫之靈魂。

中醫文獻很重要，幾千年來的中醫經典也不限于四大經典，只是有些今天看不到了。從臨床的角度，後世的各家學說都是中醫經典的自然延續。傷寒派、溫病派……傷寒派一直在發展，不是停留在張仲景時代。歷史上，傷寒派中有『錯簡』的說法，其實是要把自己對醫學的理解塞進去，這也是一種發展。因爲臨床上出現的新問題越來越多，前代注家的理論不能指導臨床，所以要尋找新的理論突破。

中醫發展的關鍵要在臨床實踐中去發展。因爲臨床是醫學的生命線！我們當年曾經遇到急性胰腺炎的患者用大承氣湯就治好了，胃穿孔的病人只用一味白芨粉就拿下。嬰兒破傷風，面如豬肝，孩子母親放下就走了，認爲死定了；我們用燈心草點火，一燋人中，孩子『哇』地哭出來了；孩子一哭，媽媽就回來了，孩子臉色也變過來了；再開中藥，以蟬蛻爲主，加上僵蠶等，就治好了。十三燋火，《幼科鐵鏡》就有，二版教材編在書裏，三版的删掉了。十三燋火，是用燈心草點火燋穴位，百會、印堂、人中、承漿……，民國初年廣東名醫著作簡化爲七個穴位。

還有，解放後五十年代，石家莊爆發的乙腦就是用白虎湯清陽明内熱拿下的。北京發病時，當時考慮濕重，不能簡單重複，蒲輔周加用了化濕藥，治愈率百分之九十以上。過了一年廣東流行，又不一樣了。我參加了兒童醫院會診工作，我的老師劉赤選帶西學中班學員去傳染病醫院會診。當時，廣東地區發的乙腦主要問題是伏濕，廣東那年先多雨潮濕、後來酷熱，患者病機濕遏熱伏。中醫治療關鍵在利濕透表，分消濕熱，濕去熱清，正氣自復。

所以只要舌苔轉厚患者就死不了！這是伏濕由裏達表、胃氣來復之兆。廣東治療利濕透熱，治愈率又在百分之九十以上。我們中醫有很多好東西，現在重視還不夠。

我提倡要大溫課、拜名師。爲什麽要跟名師？名師臨床多年了，幾十年積累的豐富學術與經驗，半年就教給你了，爲什麽不跟？現在要多拜名師，老師們臨床多年了，經驗積累豐富，跟師學習起來就很快。讓中醫大夫們得到傳承，開始讀《内經》，可以先學針灸，學了針灸就可以立即去跟師臨床，老師點撥一下，自己親手取得療效之後就可以樹立強烈的信心，立志學習中醫。中醫思想建立起來、中醫理論鞏固了、中醫基本功紮實了，臨床才會有不斷提高的療效！之後有興趣可以學習些人體解剖等西醫的内容，中西彙通，必要時中西互補。但千萬别搞所謂的『中西結合』，中醫没水平，西醫半吊子，那就錯了。在人類文明幾千年發展過程中，中醫、西醫是互爲獨立的兩個體系，都在爲人類健康長壽服務。我不反對西醫，但中醫更人性化，『以人爲本』。現在也有好多西醫來學習中醫，把中醫運用到臨床，取得了很好的療效。我們年輕中醫值得深思啊！

大溫課就是要讀經典、背經典、反復體會經典，聯繫實踐，活學活用。我們這一代是通過學校教育、拜師、家傳、自學學成的中醫。新一代院校培養出來的年輕人要學好中醫，我很早就提出過：拜名師，讀經典，多臨證。臨證是核心，經典是不會說話的老師，拜師是捷徑。在沒有遇到合適的老師可拜時，經典是最好的老師！即使遇到合適的老師，經典也不可不讀，《論語》上說『溫故而知新』嘛！

在廣東我們已經很好地開展大溫課、拜名師活動。當年能夠戰勝非典，就是因爲通過我提倡的這種方式的學習，教育、培養出來了一批過硬的中醫大夫。現在，應該讓全中國、全世界了解中醫學的仁心仁術，使中醫學更好地爲人類健康長壽服務。希望年輕的中醫們沿著這個行之有效的方法加倍努力啊！

鄧鐵濤

邱浩、王心遠、張勇根據鄧鐵濤老中醫二〇〇八年八月十日講話整理，經鄧老本人審閱。